U0208406

临床妇儿
诊疗与护理

马文靖 等 主编

汕头大学出版社

图书在版编目（CIP）数据

临床妇儿诊疗与护理 / 马文靖等主编. -- 汕头：
汕头大学出版社，2022.8
　　ISBN 978-7-5658-4782-0

Ⅰ．①临… Ⅱ．①马… Ⅲ．①妇科病－诊疗②小儿疾
病－诊疗③妇科病－护理④小儿疾病－护理 Ⅳ．①R71
②R72③R473

中国版本图书馆CIP数据核字(2022)第158529号

临床妇儿诊疗与护理
LINCHUANG FUER ZHENLIAO YU HULI

主　　编：	马文靖　等	
责任编辑：	闵国妹	
责任技编：	黄东生	
封面设计：	梁　凉	
出版发行：	汕头大学出版社	
	广东省汕头市大学路243号汕头大学校园内　　邮政编码：515063	
电　　话：	0754-82904613	
印　　刷：	廊坊市海涛印刷有限公司	
开　　本：	710mm×1000 mm　1/16	
印　　张：	11	
字　　数：	190千字	
版　　次：	2022年8月第1版	
印　　次：	2023年1月第1次印刷	
定　　价：	98.00元	

ISBN 978-7-5658-4782-0

编委会

主　编　马文靖　殷玉芳　王国萍

　　　　张培培　王秀梅　李桂梅

副主编　朱　晔　郭倩倩　梁曦尹

　　　　李　璐　杜艳平　高恬忻

前　言

妇幼疾病的诊疗与护理工作体现了一个国家社会文明程度和经济发展水平。保护妇女和儿童的健康，提高民族素质是当今社会普遍关注的重大问题。

全书内容包括妊娠滋养细胞疾病、生殖内分泌疾病、妊娠期肝病、不同年龄期儿童特点与保健、儿童与青少年的生长发育、环境污染对儿童健康的影响等。其内容既有现代妇幼疾病研究的深度和广度，又有实际临床应用的价值。

本书旨在实用，其体例新颖、结构严谨、言简意赅。本书可作为医院妇产科与小儿科医师和护理人员临床工作中的案头参考书，也适合医学院校妇产与儿科院系教师和学生参考与学习，还可供妇幼保健专业人员及相关人员参考。

由于编写人员水平所限书中若有不足之处，敬请读者批评指正。

编　者

2021年10月

目 录

CONTENTS

第一章　妊娠滋养细胞疾病临床诊疗与护理

妊娠滋养细胞疾病（GTD）是一组来源于胎盘滋养细胞的疾病。根据组织学将其分为葡萄胎、侵蚀性葡萄胎、绒毛膜癌及胎盘部位滋养细胞肿瘤。其中侵蚀性葡萄胎和绒毛膜癌因临床表现、诊断和处理原则等方面基本相同，合称为妊娠滋养细胞肿瘤。

第一节　葡萄胎临床诊疗与护理

葡萄胎是指胚胎外层的滋养细胞增生，间质水肿变性，形成大小不一的水泡，水泡间借蒂相连成串。大约每1 000例妊娠发生1例葡萄胎。根据有无胎儿或胚胎成分可将葡萄胎分为完全性葡萄胎和部分性葡萄胎，多数为完全性葡萄胎。

一、诊断与鉴别诊断

（一）临床表现

（1）停经后阴道出血及水泡排出。

（2）子宫异常增大、变软：约半数葡萄胎患者的子宫大于停经月份。

（3）妊娠呕吐发生时间早，症状重。

（4）黄素化囊肿：这可能是大量绒毛膜促性腺激素（hCG）的过度刺激造成的。

（5）腹痛：由于葡萄胎增长迅速导致子宫快速过度扩张，表现为阵发性下

1

腹痛，一般不剧烈，若发生卵巢黄素化囊肿扭转或破裂，也可出现急性腹痛。

（6）其他：妊娠早期可出现高血压、蛋白尿和水肿等先兆子痫征象。约7%患者出现甲状腺功能亢进表现，如心动过速、皮肤潮湿和震颤。

（二）诊断

出现上述临床表现的患者应初步考虑为葡萄胎，借助一些检查可帮助诊断。

（1）超声：超声表现最具诊断价值的是特征性的葡萄胎超声表现。在大约一半病例中，完全性葡萄胎患者的典型超声影像是其子宫大小明显超过孕周，即使子宫已增大至脐水平或更高，也不能探测到胎体和胎儿心脏活动，仅能见到"落雪状"回声。部分性葡萄胎患者宫腔内可见由水泡状胎块及胎儿或羊膜囊形成的影像，绝大多数胚胎或胎儿无胎心。

（2）血清hCG：血清hCG异常升高，葡萄胎血hCG多在10万U/L以上，最高可达100万U/L，且持续不降。葡萄胎，尤其是部分性葡萄胎因绒毛退行性变，hCG升高可不明显。

（3）胸部X线片：胸部X线片检查肺部有无转移灶。

（4）组织学诊断：组织学诊断是葡萄胎的确诊方法，需要强调的是葡萄胎每次刮宫的刮出物必须进行组织学检查。

（三）鉴别诊断

（1）流产：流产有停经后阴道流血症状，不少病例被误诊为先兆流产，但葡萄胎患者子宫多大于同期妊娠子宫，孕期超过12周时hCG水平仍高。B超检查可鉴别两者。

（2）双胎妊娠：子宫较同孕期单胎妊娠大，hCG水平亦稍高，易与葡萄胎混淆，但双胎妊娠无阴道流血，超声显像可确诊。

（3）羊水过多：可使子宫迅速增大，虽多发生于妊娠后期，但发生在中期妊娠者需与葡萄胎鉴别。羊水过多时无阴道流血，hCG水平较低，B超显像可确诊。

（4）子宫肌瘤合并妊娠：子宫亦大于停经期，仔细的盆腔检查可发现肌瘤突起或子宫不对称性增大，hCG不高，B超检查除可见胎心胎动外，有时尚可见实质性部分。

二、治疗

（1）葡萄胎一经诊断，应尽快清除，无论子宫大小，吸引清宫术都是最佳治疗措施。在大部分葡萄胎已经被吸引清除后，给予缩宫素。对于子宫大于孕16周的患者，由于葡萄胎组织有引起肺栓塞的危险，宜移至滋养细胞研究中心行清宫术。

（2）没有生育要求的40岁以上的妇女，子宫切除术是合理的措施，因为这个年龄组的恶性滋养细胞疾病的发生率较高。

（3）预防性化疗适用于有高危因素且随访困难的患者，但不作为常规推荐。一般选甲氨蝶呤、氟尿嘧啶或放线菌素D等单一用药。

无论手术切除子宫还是预防性化疗后均需定期随访。

三、护理措施

（一）护理措施

嘱患者进食高蛋白、富含维生素A、易消化的食物，如鸡蛋、牛奶、鱼、蔬菜、水果，保证营养。保证充分睡眠，适当活动，改善机体免疫力。勤换会阴垫，每日清洁外阴，保持外阴清洁。流血时间长者，遵医嘱给予抗生素预防感染。每次清宫术后禁止患者性生活及盆浴1个月以防止感染，促进患者康复。

（二）病情观察

注意观察患者阴道流血的量、色、性质及排出物，将水泡状组织送病理科检查，并保留消毒会阴纸评估出血量。患者常有腹痛，应严密观察腹痛的位置、程度、持续的时间及疼痛后是否有较多的阴道流血及压痛等，出血多的患者应注意观察血压、脉搏及呼吸等生命体征的变化。同时应注意患者有无咳嗽、咯血、头晕、头痛等转移征象。

（三）治疗配合

（1）清除宫腔内容物：清除宫腔内容物为葡萄胎主要的治疗方法。一般先用大号吸管吸宫，待子宫缩小后再谨慎刮宫，并将刮出物送检；一次刮不净，可一周后再次刮宫。清宫前应建立好静脉通道，准备好血液、缩宫素、氧气等各种抢救药品与物品，以便于大出血时及时抢救；手术过程中注意观察患者血压、脉搏等生命体征的变化；清宫以后应禁止患者性生活1个月，并保持会阴部的清洁干燥。

（2）预防性化疗：葡萄胎恶变率为10%～25%。预防性化疗可降低葡萄胎发生妊娠滋养细胞肿瘤的概率，一般选用单一的化疗药物治疗1个疗程。部分性葡萄胎不做预防性化疗。

（3）全子宫切除术：对年龄较大无生育要求者可行手术治疗，保留双侧卵巢，术后随访。

（4）卵巢黄素化囊肿：一般不需要处理，随着hCG的下降就会自然消失。若发生扭转，可以在B超或腹腔镜下穿刺吸出囊液，使其复位，扭转时间较长发生坏死者，须行患侧附件切除术。

（四）检查配合

教会患者正确留取尿液标本。抽血监测hCG的变化及进行相关检查。清宫时，对刮出的组织选择靠近宫壁的小水泡进行固定与保存，并及时送病理科检查，以协助诊断。帮助患者进行B超等相关检查。

（五）心理护理

详细评估患者对疾病的心理承受能力，确定其主要心理问题。鼓励患者表达不能得到良好妊娠结局的悲伤，表达对疾病和治疗手段的认识。向患者讲解葡萄胎的发生发展过程，让其了解葡萄胎属于良性病变，清宫手术的必要性，疾病治愈1年后可正常妊娠等情况，以减轻患者不良心理反应程度，增强战胜疾病的信心。

（六）健康指导

1.向患者讲解疾病的知识

教会患者学会自我监测，自我监测的项目如下：有无阴道流血情况、有无水泡状组织、将阴道排出组织交给医护人员进行检查等。

2.随访指导

让患者及其家属明白坚持正规治疗和随访是根治葡萄胎的基础，通过随访可以早期发现滋养细胞肿瘤，并及时处理。随访内容如下。

（1）定期进行 hCG 测定，葡萄胎清宫后每周一次，直至连续 3 次阴性，以后每个月一次，共 6 个月；然后再每 2 个月一次，共 6 个月，自第一次阴性后共计 1 年。

（2）了解患者的月经是否规则，有无阴道异常出血、咳嗽、咯血及其他转移症状。

（3）定期进行妇科检查、B超检查、X线胸片或CT检查等。

3.计划生育指导

葡萄胎患者随访期间应可靠避孕 1 年，hCG 呈对数下降者阴性后 6 个月可以妊娠，但对 hCG 下降缓慢者，应延长避孕时间。妊娠后，应在妊娠早期做 B 型超声和 hCG 测定，以明确是否正常妊娠，产后也需 hCG 随访至正常。避孕方法可选用避孕套或口服避孕药；不选用宫内节育器，以免混淆子宫出血的原因或造成穿孔。

第二节　妊娠滋养细胞肿瘤临床诊疗与护理

妊娠滋养细胞肿瘤（GTN）包括侵蚀性葡萄胎和绒毛膜癌2种类型。60%的妊娠滋养细胞肿瘤继发于葡萄胎，30%继发于流产，10%继发于足月妊娠或异位妊娠。继发于葡萄胎排空后半年内的妊娠滋养细胞肿瘤的组织学诊断多数为侵蚀性葡萄胎，1年以上者多数为绒毛膜癌，半年至1年者绒毛膜癌和侵蚀性葡萄胎均有可能；继发于流产、足月妊娠和异位妊娠者组织学诊断多为绒毛膜癌。

一、诊断与鉴别诊断

（一）临床表现

（1）无转移妊娠滋养细胞肿瘤临床表现。

①不规则阴道流血：葡萄胎、流产或足月产后不规则阴道流血，也可表现为一段时间的正常月经后，再停经，再发生阴道流血，可伴有贫血。

②子宫增大。

③卵巢黄素化囊肿：卵巢黄素化囊肿可于超过1/3的病例中发现。

④腹痛：少见，当合并子宫穿孔、腹腔内出血、病灶感染及卵巢黄素化囊肿扭转或破裂时可有急性腹痛。

⑤假孕症状：因肿瘤分泌的hCG及雌孕激素的作用导致乳房增大，乳头、乳晕、外阴及宫颈着色，生殖道变软。

（2）转移性妊娠滋养细胞肿瘤的转移：常在早期发生，一般是血行播散的，因为滋养细胞有嗜血管性。最常见的转移部位是肺和阴道，其他有肝转移和脑转移等。转移部位的症状可为首发症状，容易误诊。

①肺转移：表现为胸痛、咳嗽、咯血及呼吸困难，可呈急性或慢性发作。

②阴道转移：多位于阴道前壁，呈紫蓝色结节，可破溃大出血。

③肝转移：多同时伴有肺转移，肝区疼痛。

④脑转移：预后凶险，为主要的致死原因。

⑤其他部位的转移：症状视部位而异，如膀胱、肠管等。

（二）诊断

绝大多数患者不能获得组织学证据来帮助诊断，除病史及临床表现以外，最重要的诊断依据是血hCG测定结果。符合下列标准中的任何一项且排除妊娠物残留或妊娠即可诊断为妊娠滋养细胞肿瘤。

（1）血β-hCG测定4次高水平呈平台状态（±10%），并持续3周以上。

（2）血β-hCG测定3次升高（≥10%），并至少持续2周以上。

（3）血β-hCG水平持续异常达6个月以上。此外，经阴道彩色超声可见子宫肌层异常高回声，其内显示丰富的血流信号和低阻力型血流频谱。胸部X线片、肺部或脑部CT和MRI有助于远处器官转移的诊断。

临床分期：依据2000年国际妇产科协会（FIGO）分期系统将滋养细胞肿瘤分为4期。Ⅰ期：病变局限于子宫。Ⅱ期：病变扩散，但仍局限于生殖器官。Ⅲ期：病变转移至肺（有或无生殖系统病变）。Ⅳ期：其他远处转移。

（三）鉴别诊断

典型的GTN通过临床病史、血清hCG水平和影像学检查的综合分析，常能确诊。然而，一些不典型病例常常伴有阴道流血，同时超声检查的征象并不十分特异，血清hCG水平又有重叠，因此很难和部分不典型的妊娠相鉴别。而不全流产和异位妊娠与GTN的治疗方案又明显不同，故在治疗前明确其诊断十分重要。

需要和GTN相鉴别的妊娠相关性疾病包括：不完全流产、胎盘残留及不典型的异位妊娠（如输卵管妊娠、宫角妊娠、宫颈妊娠、子宫瘢痕妊娠、肌壁间妊娠和子宫残角妊娠等）。以上疾病均表现为停经后阴道流血，可有子宫增大、宫角、宫旁或附件包块，血清hCG值因妊娠的存在持续异常上升，超声提示病灶内血流丰富，刮宫难以刮到孕囊，与GTN的子宫体病变容易混淆，而容易误诊为GTN。临床对于这些难以确诊的病例，必要时可通过腹腔镜、宫腔镜，甚至开腹手术，直观、准确地定位子宫表面、宫角及盆腹腔脏器病变，不仅可以明确诊断，而且可以进行手术治疗取得组织标本，获得病理诊断。

二、治疗

治疗原则是采取以化疗为主，手术和放疗为辅的综合治疗。

（一）化疗

根据临床分期结合骨髓功能、肝肾功能及全身情况，制订合适的化疗方案。用于妊娠滋养细胞肿瘤治疗的化疗药物很多，常用的一线化疗药物有甲氨蝶呤（MTX）、氟尿嘧啶（5-FU）、放线菌素D（Act-D）或国产更生霉素（KSM）、环磷酰胺（CTX）、长春新碱（VCR）、依托泊苷（VP-16）等。低危患者首选单一药物化疗，高危患者首选联合化疗。疗程结束后18日内血β-hCG下降至少一个对数为化疗有效。化疗前后检查血、尿常规及肝、肾功能，及时治疗骨髓抑制、消化道反应及肝、肾功能损害等毒性反应和副作用。

（1）单一药物化疗方法及用量：见表1-1。

表1-1 单一药物化疗方法及用量

药物	剂量、给药途径、疗程天数	疗程间隔
MTX	0.4mg/（kg·d），肌内注射，×5天	2周
每周 MTX	50mg/m²，肌内注射	1周
隔日 MTX	1mg/（kg·d），肌内注射，第1、3、5、7天	2周
四氢叶酸（CF）	0.1mg/（kg·d），肌内注射，第2、4、6、8天	

续表

药物	剂量、给药途径、疗程天数	疗程间隔
MTX	250mg，静脉滴注，维持12小时	
Act-D	10～12μg/（kg·d），静脉滴注，×5天	2周
5-FU	28～30mg/（kg·d），静脉滴注，×8~10天	2周

（2）联合化疗：首选EMA-CO方案和以5-FU为主的联合化疗方案，具体见表1-2。

表1-2 联合化疗方案

方案	剂量、给药途径、疗程天数	疗程间隔
5-FU+KSM		3周
5-FU	26～28mg/（kg·d），静脉滴注，×8天	
KSM	6μg/（kg·d），静脉滴注，×8天	
EMA-CO		2周
	VP-16 100mg/m^2，静脉滴注	
第1天	Act-D 0.5mg，静脉注射 MTX 100mg/m^2，静脉注射 MTX 200mg/m^2，静脉滴注12小时 VP-16 100mg/m^2，静脉滴注	
第2天	CF 15mg，肌内注射（MTX后24小时开始用药），q12小时	
第3天	CF 15mg，肌内注射，q12小时	
第4-7天	休息	
第8天	VCR 1.0mg/m^2，静脉注射	
	CTX 600mg/m^2，静脉滴注	

（3）停药指征：FIGO推荐停药指征为初治规范的患者在hCG阴性后继续巩固化疗3个疗程。

（二）手术治疗

包括子宫切除术和肺叶切除术等。手术治疗对于控制大出血等并发症、消除耐药性和缩短化疗疗程等方面有一定作用，应在特定情况下应用。

（三）耐药复发病例的治疗

对于耐药的部分患者的治疗方案，可采用顺铂+依托泊苷（EP-EMA）、顺铂+长春新碱+博来霉素（PVB）、博来霉素+依托泊苷+顺铂（BEP）、依托泊苷+异环磷酰胺+顺铂或卡铂（VIP）等方案；还可采用超选择性动脉插管局部灌注化疗和栓塞治疗，对耐药和复发病灶均有显著疗效。

三、护理措施

（一）护理措施

嘱患者进食高蛋白、高维生素、富含营养素、易消化的食物，如鸡蛋、牛奶、鱼、蔬菜、水果。保证休息与睡眠，尤其是有转移灶症状者应卧床休息。保持外阴清洁，每天外阴清洁两次，并勤换内裤，避免感染，以促进康复。

（二）病情观察

注意观察患者的阴道流血及腹痛状况，包括：腹痛的位置、程度、持续的时间及疼痛后有无阴道流血增加等。出血多的患者应注意观察血压、脉搏及呼吸等生命体征的变化。注意观察转移器官的症状、体征，如有无咳嗽、咯血、头晕、头痛。观察hCG的变化。

（三）治疗配合

1.化疗

滋养细胞肿瘤是所有妇科恶性肿瘤中对化疗药物最敏感的疾病。目前常用的一线化疗药物有甲氨蝶呤（MTX）、氟尿嘧啶（5-FU）、放线菌素D（Act-D）或更生霉素（KSM）、环磷酰胺（CTX）等。低危的患者一般采用单一药物化疗，高危患者采用联合化疗的方法。可以静脉注射、肌内注射、口服及局部注射、鞘内注射给药。随着化疗药物的方法学和药物学的快速发展，治疗滋养细胞肿瘤的效果得到了明显的提高，绒毛膜癌患者的病死率有了大幅度下降。

2.手术

（1）子宫切除：主要是用于无生育要求的低危、无转移的患者，可进行子宫全切，并结合化疗直至hCG正常。

（2）肺叶切除术：用于多次化疗未吸收的独立肺转移耐药病灶。

3.放射治疗

应用较少，主要是用于肝、脑、肺转移耐药的病灶治疗。

（四）转移患者的护理

1.阴道转移患者的护理

（1）注意观察阴道流血的量、性状、颜色及有无恶性组织流出。

（2）需局部注射化疗的患者，应配合医生在严格无菌技术操作的情况下进行，每次操作时注意观察阴道转移结节有无缩小，以观察药物的疗效。

（3）禁止患者性生活及一些不必要的阴道检查，以防阴道转移灶的破溃大出血。

（4）床旁应准备好各种抢救物资（如输血输液用物、长纱条、止血药、氧气、照明灯），并配血备用。

（5）注意患者血压、脉搏、呼吸的变化，按医嘱给静脉输血、止血药等。

（6）若发生阴道转移灶出血，应积极配合医生抢救，用消毒大纱条填塞阴道，以达到局部止血。阴道填塞纱条者一般24～48小时如数取出，填塞期间应密切观察阴道流血、生命体征的变化，每天行外阴擦洗2次，以保持外阴清洁，并按医嘱给予抗生素治疗。

2.肺转移患者的护理

（1）注意观察患者有无咳嗽、咯血、呼吸困难，并注意观察咳嗽频率，有无痰中带血等。

（2）嘱患者卧床休息，减少患者消耗，有呼吸困难者取半卧位，并间断给氧。

（3）若有大量咯血者，应立即通知医生抢救，同时将患者头偏向一侧，保持呼吸道通畅，可轻拍背，将积血排出。

3.脑转移患者的护理

（1）注意观察患者有无头晕、头痛、恶心、呕吐及生命体征的变化，同时注意有无一过性脑转移的症状，如突然跌倒、一过性肢体失灵、失语、失明。

（2）做好治疗、检查配合，按医嘱补液，给止血药、渗透性利尿药（脱水药）、吸氧、化疗等，配合医生做好鞘内化疗，常用药物为MTX。配合医生做hCG测定、腰穿抽脑脊液送检和CT等检查。

（3）积极预防患者意外事故的发生，若患者昏迷应有专人守护，采取一些安全防护措施，如放置床挡，做好口腔、皮肤、黏膜护理，预防咬伤、吸入性肺炎、压疮发生。

（五）化疗药物的护理

1.用药护理

（1）准确测量体重，以确定用药的剂量及调整剂量：测体重一般在一个疗程用药前、中分别测量一次；测量体重的时间应在清晨、空腹时，并排空大小便，减去衣服，以保证体重准确。

（2）在配药及给患者用药的过程中严格执行查对制度，保证用药人、时间、剂量等准确无误；严格控制输液速度，保证在规定时间内完成给药。

（3）药物应现配现用，化疗药物放置时间一般不超过1小时；对放线菌素D及顺铂等需要避光的药物应严格避光；若联合用药应注意药物的使用顺序。

（4）合理使用及保护静脉血管：由于化疗药物对血管的刺激性大，最好选用深静脉置管的方法进行化疗。若选用外周静脉给药应遵守从远端到近端静脉的原则；对刺激性大、需要快速进入的药物应选用大血管；对刺激性小、输注速度慢的药物可选用小血管，最好使用泵入的输注方式。

（5）预防药液外渗：用药前先注入少量生理盐水，确保针头在静脉中再注入化疗药。若疑化疗药物外渗应立即停止滴注，并进行局部冷敷、生理盐水或普鲁卡因局部封闭后外敷金黄散，以减少组织坏死，减轻疼痛和肿胀。

（6）严格控制输液速度，保证药物在规定的时间内完成。

（7）在化疗前和化疗中进行血常规、尿常规、肝肾功能等检查。若用药前白细胞低于$4.0 \times 10^9/L$者不能用药；用药期间若白细胞低于$3.0 \times 10^9/L$，需考虑停药；用药后1周继续监测各项生化指标，若有异常及时处理。

2.化疗药物副作用的观察与护理

（1）消化道不良反应的护理：指导患者进食易消化的软食，避免吃生、冷、硬及刺激性大的食物；应少食多餐，鼓励患者呕吐后再进食；每次进食前、后用生理盐水漱口，进食后用软毛牙刷刷牙，保持口腔的清洁；对口腔溃疡疼痛难以进食的患者，在进食前15分钟可给予丁卡因溶液涂抹溃疡面，减轻疼痛。

（2）骨髓移植的护理：及时观察患者白细胞计数，警觉患者危急值的报告。对白细胞低于3.0×10^9/L的患者应通知医生考虑停药，对白细胞低于1.0×10^9/L者应进行保护性隔离，并谢绝探视，禁止带菌者进行患者护理，净化空气等措施。同时，遵照医嘱使用抗生素、成分输血等。

（3）其他：对肝、肾功能受到损伤者应进行保肝及保肾的治疗，严重者停止用药，待功能恢复后方可用药；皮肤出现色素沉着、脱发者停药后仍可恢复，可以建议患者戴帽子、围巾或假发。

（4）动脉灌注化疗并发症的护理：动脉灌注化疗可因穿刺损伤或患者凝血机制异常而出现穿刺部位血肿或大出血，应用沙袋压迫穿刺部位6小时，穿刺肢体制动8小时，卧床休息24小时。若有渗血应及时更换敷料，出现血肿或大出血应立即对症处理。

（六）心理护理

认真评估患者及其家属的心理问题及程度，建立良好的护患关系是有效护理的基础。通过与患者沟通交流，帮助患者分析其不良心理反应的原因；让患者及其家属了解滋养细胞肿瘤对化疗很敏感，即使转移也会产生根治性的效果，以解除顾虑；向患者及其家属介绍缓解心理应激的措施，指导患者选择积极的应对方式，如向亲人朋友倾诉、积极寻求帮助、利用呼吸、想象；向患者介绍治疗成功的例子，并告知脱发、皮疹等不良反应会在停药后清除，减少患者的过分担心；鼓励患者及其家属参与疾病的治疗过程，帮助她们树立战胜疾病的信心。

（七）健康指导

讲解化疗护理的常识，教会患者化疗时的自我护理。向难于坚持治疗的患者讲明坚持化疗的重要性，嘱咐患者一定坚持正规化疗。治疗结束后应严密随访，第1次在出院后3个月，然后每6个月1次至3年，此后每年1次至5年，以后可每2年1次。也可对Ⅰ－Ⅲ期低危患者随访1年，高危包括Ⅳ期患者随访2年。随访内容同葡萄胎。随访期间应严格避孕，一般于化疗停止≥12个月后方可妊娠。

第三节　胎盘部位滋养细胞肿瘤临床诊疗与护理

胎盘部位滋养细胞肿瘤是指起源于胎盘种植部位的一种特殊类型的滋养细胞疾病，少数发生转移者预后不良。

一、诊断与鉴别诊断

（一）临床表现

多发生于生育年龄，可继发于足月产和流产，继发于葡萄胎少见。表现为停经后不规则阴道流血或月经过多，子宫增大。少数发生肺、脑、阴道、盆腔、肝、肾或腹主动脉旁淋巴结转移，预后不良。

（二）诊断

容易误诊，确诊依靠组织学检查。血β-hCG多为阴性或轻度升高，血HPL多为轻度升高或阴性。B超无特异性，彩色多普勒显示子宫和病灶血流丰富，频谱呈低阻抗型。与预后相关的高危因素有：肿瘤细胞有丝分裂指数≥5/10HP；距先前妊娠时间≥2年；有子宫外转移灶。

（三）鉴别诊断

1.绒毛膜癌

瘤细胞以细胞及合体滋养细胞为主，出血坏死显著，血清hCG异常增高，免疫组化hCG强阳性，HPL阴性。而PSTT的瘤细胞为单一的中间型滋养叶细胞，出血坏死较少或较局限，免疫组化HPL中-强阳性，hCG阴性或弱阳性。

2.上皮型滋养细胞肿瘤

本瘤来源于绒毛型的中间型滋养细胞，瘤细胞较小，常形成巢状或条索状，以膨胀型结节的方式生长，免疫组化HPL和黑素黏附因子通常局部阳性，而PSTT

为弥漫阳性。

3.胎盘结节

本瘤是一种体积小且边界清楚的良性病灶，与近期妊娠无关，通常在刮宫、宫颈活检或其他原因切除子宫时偶尔发现，组织学可见广泛的透明样变，和绒毛模型的中间型滋养细胞混合，而无滋养细胞浸润肌层，偶见或无核分裂象，免疫组化HPL和黑素黏附因子通常局部阳性或阴性，与PSTT相反。

4.超常胎盘反应

此病胎盘床拥有众多中间型滋养细胞，较难与PSTT的诊刮标本区分，需要hCG鉴别，超常反应者的血清hCG值经数周后降至正常，而PSTT则持续不降或上升。

5.子宫平滑肌肉瘤

此瘤易与PSTT梭形中间型滋养瘤细胞混淆，但平滑肌肉瘤肌源性抗体阳性，HPL呈阴性。

二、治疗

手术是首选的治疗方法，年轻及卵巢外观正常的妇女应保留卵巢，否则行全子宫及双侧附件切除术。存在高危因素者术后加化疗（EMA-CO方案）。治疗后随访内容同滋养细胞肿瘤，以临床表现和影像学为主。

三、护理措施

（一）病情观察

（1）观察腹痛及阴道流血情况，记录出血量。对于出血多者应密切观察患者的血压、脉搏、呼吸，并配合医生做好抢救工作，及时做好手术准备。

（2）注意观察阴道排出物，发现有水泡状组织应送病理科检查。

（3）发现有转移灶症状者立即通知医生并配合处理。

（二）生活起居

（1）注意卧床休息，保证充足睡眠。

（2）病室环境宜清洁、安静、舒适、阳光充足。

（3）指导患者注意个人卫生，保持外阴清洁，禁止盆浴及性生活，内裤宜柔软透气，每日换洗并于阳光下暴晒。

（三）饮食护理

饮食宜进食高蛋白、高维生素、易消化饮食，忌食生、冷、刺激性食物。

（四）情志护理

与患者建立良好的护患关系，鼓励患者表达悲伤情绪，纠正错误认识，解除顾虑和恐惧，增强信心。

（五）健康指导

注意保持外阴清洁，清宫术后禁止性生活和盆浴1个月，以预防感染。出现转移灶症状时，应卧床休息，病情缓解后再适当活动，严密随访。

第二章　生殖内分泌疾病临床诊疗与护理

第一节　功能失调性子宫出血临床诊疗与护理

功能失调性子宫出血简称功血，是由于下丘脑-垂体-卵巢这一生殖内分泌轴功能紊乱导致的异常子宫出血，分为无排卵性和有排卵性两大类，分别称为无排卵性功能失调性子宫出血和排卵性月经失调。功血是一种常见的妇科疾病，可发生于月经初潮至绝经间的任何年龄。

一、无排卵性功能失调性子宫出血

无排卵性功血患者的子宫内膜，受雌激素持续作用而无孕激素对抗，可发生不同程度的增生性改变。根据体内雌激素浓度高低和作用时间长短，以及子宫内膜对雌激素反应的敏感程度，子宫内膜的改变可以分为以下三种。

1.子宫内膜增生症

国际妇科病理协会（ISGP，1998年）的分型如下。

（1）单纯型增生：为最常见的子宫内膜增生类型。腺体增生有轻至中度的结构异常，增生涉及腺体和间质；子宫内膜局部或全部增厚，或呈息肉样增生。细胞与正常增生期内膜相似。腺体数目增多，腺腔囊性扩大，大小不一。腺上皮为单层或假复层，细胞呈高柱状，无异型性。间质细胞丰富。

（2）复杂型增生：只涉及腺体，通常在子宫内膜的某一部位发生。子宫内膜腺体增生，拥挤，结构复杂。由于腺体增生明显，使间质减少，出现腺体与腺体相邻的背靠背现象。增生的腺上皮向腺腔内突出，呈乳头状或向间质出芽状生长。腺上皮细胞呈柱状，可见复层排列，但无细胞异型性。细胞核大、深染，有核分裂。

（3）不典型增生：只涉及腺体。通常在子宫内膜的某一部位发生，有时可见多灶性和弥漫性表现。子宫内膜腺体高度增生，拥挤，结构复杂，间质细胞显著减少。腺上皮细胞增生，并出现异型性，细胞极性紊乱，体积增大，核质比例增加，细胞核深度染色，见核分裂象。功血患者没有此类子宫内膜增生表现。

2.增生期子宫内膜

子宫内膜与正常月经周期中的增生期内膜相同。无排卵性功血患者，在月经周期的后半期乃至月经期，仍表现为增生期子宫内膜的形态。

3.萎缩型子宫内膜

子宫内膜萎缩菲薄，腺体少而小，腺管狭而直，腺上皮为单层立方形或砥柱状细胞，间质少而致密，胶原纤维相对增多。

（一）诊断与鉴别诊断

1.分型

（1）青春期功血：由于青春期少女的下丘脑-垂体-卵巢轴激素间反馈调节尚未成熟，大脑中枢对雌激素的正反馈作用反应低下，FSH持续处于低水平状态，虽然有卵泡生长，但不能发育成熟卵泡；LH不能形成排卵必需的陡直高峰而致无排卵。此外，青春期少女正处于生理与心理急剧变化期，发育不成熟的下丘脑-垂体-卵巢轴容易受内外环境因素的影响，导致排卵障碍。青春期少女初潮后需要1.5～8年（平均4.2年）建立稳定的月经周期性调控机制，青春期功血因此多发生于初潮后的几年内。

（2）绝经过渡期功血：在绝经过渡期，妇女的卵巢功能不断衰退，卵巢对垂体促性腺激素反应性降低，雌激素分泌下降致卵泡未能发育成熟，雌激素不能形成排卵前高峰，而致无排卵。

（3）育龄期无排卵性功血：育龄期妇女发生无排卵性功血，主要有两类原因。一类是妇女受到内外环境刺激，如劳累、应激、流产、手术、疾病，通过中枢神经系统引起下丘脑-垂体-卵巢轴功能调节异常，引起短暂的无排卵；另一类是妇女因为肥胖、多囊卵巢综合征、高催乳素血症等，引起持续无排卵。

2.临床表现

无排卵性功血患者可有各种不同的临床表现。临床上最常见的症状是子宫不规则出血，主要特点是月经周期紊乱，经期长短不一，出血量时多时少，有时可出现大量出血。有时可先停经数周或数月，然后发生阴道不规则流血，此时血量往往较多，持续时间2~3周甚至更长，不易自止；有时一开始即出现阴道不规则流血，也可表现为类似正常月经的周期性出血。出血期没有下腹疼痛或其他不适的症状，出血多或时间长者常伴有贫血。妇科检查子宫大小在正常范围，出血时子宫较软。

3.诊断

目的是排除器质性疾病，确定诊断无排卵性功能失调性子宫出血（简称：功血）。

（1）实验室检查

①全血细胞计数：确定有无贫血。

②凝血功能检查：检测凝血酶原时间、血小板计数、出凝血时间等，排除凝血和出血功能障碍性疾病。

③尿妊娠试验或血hCG检测：用于有性生活史者，以排除妊娠及妊娠相关疾病。

④血清性激素测定：适时测定黄体酮水平，可确定有无排卵及黄体功能。无排卵患者血清黄体酮含量低下。

⑤宫颈黏液结晶检查：经前出现雌激素作用的羊齿状结晶，而没有孕激素作用的椭圆性结晶，提示无排卵。

⑥阴道脱落细胞涂片检查：无排卵者表现为中高度雌激素影响。

（2）影像学检查：盆腔B超检查，了解子宫内膜厚度，排除宫腔占位病变及其他生殖道器质性病变等。无排卵性功血B超检查无异常。

（3）其他检查：包括基础体温测定、诊断性刮宫、子宫内膜活组织检查和子宫镜检查。

①基础体温测定：基础体温（BBT）是机体处于静息状态下的体温。具有正常卵巢功能的生育年龄妇女，基础体温呈特征性变化。在月经后及卵泡期体温比较低（36.6℃以下），排卵后体温上升0.3~0.5℃，一直持续到经前1~2日或月经第1日，体温又降到原来水平。将月经周期每日测量的基础体温画成连线，则呈双相曲线。无排卵性功血的基础体温，呈单相曲线。

②诊断性刮宫：简称诊刮，既是诊断方法，也是治疗方法，适用于有性生活的急性大出血和绝经过渡期患者。对药物治疗无效或存在子宫内膜癌高危因素的患者，有止血和明确诊断的作用。无排卵性功血患者的子宫内膜病理检查可见增

生期变化或增生过长，无分泌期出现。无性生活史患者，若激素治疗无效或疑有器质性病变须做诊刮时，应经患者或其家属知情同意。

③子宫内膜活组织检查：适用于无须诊刮止血，但需要病理诊断的患者。患者的子宫内膜病理检查结果为增生期变化或增生过长，无分泌期内膜出现。

④子宫镜检查：镜下可见子宫内膜增厚，也可不增厚，表面平滑，无组织突起，但有充血。在宫腔镜直视下选择病变区进行活检，可排除各种宫腔内病变，如子宫内膜息肉、子宫黏膜下肌瘤、子宫内膜癌。

4.鉴别诊断

首先应该排除生殖道局部病变或全身性疾病所导致的生殖道出血，尤其是青春期女孩的阴道或宫颈恶性肿瘤。育龄妇女黏膜下肌瘤和滋养细胞肿瘤，以及围绝经期、老年期妇女子宫内膜癌易误诊为功血，应注意鉴别。

（二）治疗

无排卵性功血的治疗首选性激素。应根据患者病情、病程、不同年龄采用不同治疗方案。青春期功血应止血，调整周期并促进转化为正常排卵周期为目标。绝经过渡期功血因已进入卵巢功能衰退期，治疗则以调整周期、减少出血量、防止内膜癌变，使平稳过渡至绝经期为目的。

1.止血

（1）性激素止血：要求用药后8小时内见效，24～48小时内出血基本停止。

①孕激素：也称"子宫内膜脱落法"或"药物刮宫"，停药后短期即有撤退性出血，适用于血色素＞80g/L、生命体征稳定的患者。因孕激素可使内膜转化为分泌期，并有维持雌激素水平趋于稳定的作用，进而对下丘脑和垂体具有强大的抑制作用；孕激素还能通过控制溶酶体而影响PGS的前体花生四烯酸的浓度，并可增加PGF2α/PGE2比率而减少出血。用法如下。

a.黄体酮针。20～40mg，肌内注射，每天1次，连用3～5天。

b.地屈孕酮片（达芙通）。10mg，口服，每天2次，连用10天。

c.黄体酮胶丸（琪宁）。每天200～300mg，口服，连用10天。

d.醋酸甲羟孕酮片（MPA）。每天6～10mg，口服，连用10天。

②雌激素：也称"子宫内膜修复法"，适用于出血时间长、量多致血色素＜80g/L的青春期患者。雌激素可促进内膜修复达到止血目的，雌激素还可通

过增加纤维蛋白原水平，增加凝血因子，促进血小板聚集及降低毛细血管通透性，减少出血量。

雌激素的用法应根据出血量的多少决定其用量，目前常用的雌激素如下。

a.苯甲酸雌二醇。初剂量3～4mg/d，分2～3次肌内注射。若出血明显减少，则维持；若出血量未见减少，则加量。也可从6～8mg/d开始。出血停止3天后开始减量，通常每3天以1/3递减。每天的最大量一般不超过12mg。

b.结合雌激素（针剂）。25mg，静脉注射，可4～6小时重复一次，一般用药2～3次，次日应给予口服结合雌激素（倍美力）3.75～7.5mg/d，并按每3天减量1/3逐渐减量。亦可在24～48小时内开始服用口服避孕药。

c.结合雌激素片（倍美力）。每次1.25mg，或戊酸雌二醇片（补佳乐）每次2mg，口服，每4～6小时一次，血止3天后按每3天减量1/3。

所有雌激素疗法在血红蛋白计数增加至90g/L以上后均必须加用孕激素，引发撤退性出血。

③复方短效口服避孕药：适用于长期而严重的无排卵性功血。目前使用的是第三代短效口服避孕药，如去氧孕烯炔雌醇片（妈富隆）、复方孕二烯酮片（敏定偶）或炔雌醇环丙孕酮片（达英-35），用法为每次1～2片，口服，每8～12小时一次，血止3天后逐渐减量至1天1片，维持至21天周期结束。

④孕激素内膜萎缩法：高效合成孕激素可使内膜萎缩，从而达到止血目的，此法不适用于青春期患者。

a.炔诺酮片（妇康片，0.625mg/片）。治疗出血量较多的功血时，首剂量5mg，口服，每8小时一次，出血停止2～3天后每隔3天递减1/3量，直至维持量每天2.5～5.0mg，持续用至出血停止后21天停药，停药后3～7天发生撤药性出血。

b.左炔诺孕酮片。1.5～2.25mg/d，口服，血止后按同样原则减量。

⑤雄激素：适用于围绝经期功血患者，雄激素具有对抗雌激素的作用，可增强子宫平滑肌及子宫血管张力减轻盆腔充血，与雌、孕激素合用可减少出血量。丙酸睾酮注射液50mg，肌内注射，每天一次，连用5天。

（2）刮宫术：为快速有效的止血方法，并具有诊断价值，可了解内膜病理，排除恶性病变。对于绝经过渡期及病程长的育龄期患者应首先考虑使用刮宫术；对于B超提示宫腔内异常者或有条件者最好在宫腔镜下刮宫，以提高诊断率。对未婚无性生活史的青少年，除非要除外内膜病变，不轻易做刮宫术，刮宫术仅适于大量出血且药物治疗无效须立即止血或检查子宫内膜组织学的患者。但青少年患者可采用无损伤处女膜宫腔镜下诊断性刮宫术。

（3）止血药

①6-氨基己酸：6-氨基己酸注射液4～6g加入5%～10%葡萄糖液中静脉滴注，或6-氨基己酸片2g，口服，每6小时一次，能抑制纤维蛋白溶酶原的激活因子，从而抑制纤维蛋白的溶解，达到止血作用。

②氨甲环酸：不良反应较6-氨基己酸为少。氨甲环酸片1g，每天2～3次或氨甲环酸注射液1g加入5%葡萄糖液中静脉滴注，每天1～2次。

③酚磺乙胺注射液（止血敏）：酚磺乙胺注射液0.5g，肌内注射或静脉滴注，每天2次，可减少出血量20%。

2.调整月经周期

使用激素人为地控制流血量并形成周期是治疗中一项过渡性措施，一方面可暂时抑制患者本身的下丘脑-垂体-卵巢轴，停药后使正常的月经调节轴得以恢复，并可能出现反跳性排卵；另一方面直接作用于生殖器官，使子宫内膜发生周期性变化，并按期脱落，此时所伴的出血量不致太多，有利于纠正贫血，改善体质。

（1）孕激素：可于撤退性出血第15天起，使用地屈孕酮片10～20mg/d，口服10天，或黄体酮胶丸200～300mg/d，口服10天，或甲羟孕酮片4～12mg/d，每天2～3次，口服，连用10～14天。酌情应用3～6个周期。

（2）口服避孕药：可很好地控制周期，尤其适用于有避孕需求的患者。一般在止血用药撤退性出血后，周期性使用口服避孕药3个周期，病情反复者酌情延至6个周期。应用口服避孕药的潜在风险应予注意，有血栓性疾病、心脑血管疾病高危因素及40岁以上吸烟的女性不宜应用。

（3）雌、孕激素序贯法：如孕激素治疗后不出现撤退性出血，考虑是否为内源性雌激素水平不足，可用雌、孕激素序贯法。绝经过渡期患者伴有绝经症状且单纯孕激素定期撤退不能缓解者，可根据患者雌激素缺乏症状的严重程度和补充雌激素后的反应，在补充孕激素的基础上酌情个体化添加最低有效剂量的雌激素，一般用雌、孕激素周期序贯法。多用结合雌激素片0.3～0.625mg/d或戊酸雌二醇片1～1.5mg/d，口服，连用21～28天，后10～14天加用醋酸甲羟孕酮4～6mg/d或地屈孕酮10mg或黄体酮胶丸100～300mg/d，口服，停药2～7天再开始新的一个周期。对绝经过渡期月经紊乱，特别是单用孕激素不能很好控制周期的妇女，要注意子宫内膜病变可能。

（4）左炔诺孕酮宫内缓释系统（LNG-IUS）：可有效治疗功血。其原理为在宫腔内局部释放左炔诺孕酮，抑制内膜生长。

3.促排卵治疗

调整周期治疗完成后，多数患者可自行出现排卵，但少数患者仍不能建立正常排卵机制。对有生育要求的无排卵不孕患者，应积极处理，以促进生育并预防功血复发，其中重要的措施便是促排卵治疗。但青春期一般不提倡促排卵治疗。

4.子宫内膜切除术

包括宫腔镜下子宫内膜电切术、热球子宫内膜切除术、阻抗控制子宫内膜切除术等。该手术将光、电、热等能源引入宫腔，气化、消融或切除子宫内膜的功能层、基底层，直至其下2～3mm的肌肉层，引起局部纤维反应，使子宫内膜不能再生，从而达到减少月经量、减轻痛经及人为闭经的目的。与子宫切除术相比，其具有不开腹、创伤小、手术时间短、出血少、康复快及合并症少等优点，其疗效为95%～95.6%。主要适用于40岁以上绝经过渡期功血，性激素治疗不满意又不愿切除子宫或有严重合并症不能耐受子宫切除术者。

5.子宫切除术

对反复发作的顽固性功血，患者经各种治疗效果不佳，并了解所有治疗功血的可行方法后，可由患者和其家属知情选择接受子宫切除。若内膜病检示非典型增生的绝经过渡期患者应行子宫切除。

总之，对无排卵性功血应注意精神心理因素在功血发病中的作用，重视心理咨询及心理治疗，用最低有效量的性激素达到迅速止血的目的，调整周期，酌情促排卵是防止复发的关键，必要时行子宫内膜切除术或子宫切除术。另外，对无排卵性功血的随诊是十分重要的。

（三）护理

1.护理问题

（1）舒适度减弱：与子宫不规则出血、月经紊乱影响工作、学习有关。

（2）疲乏：与子宫异常出血导致的继发性贫血有关。

（3）有体液不足的危险：与可能的贫血有关。

（4）防护能力低下：与贫血导致的机体抵抗力下降有关。

2.护理措施

1）一般护理：患者因为出血多，体质较差，每日需要保证充足的睡眠与休息，避免剧烈运动；加强营养以改善全身情况，可补充铁剂、维生素C和蛋白质。成人体内大约每100mL血中含50mg铁，行经期妇女，每日约从食物中吸收铁0.7～2.0mg，出血量多者应额外补充铁。向患者推荐含铁较多的食物，如猪肝、豆角、蛋黄、胡萝卜、葡萄干，同时，按照患者的饮食习惯，为患者制订适合个人习惯的饮食计划，保证患者获得足够的营养。

2）病情观察：重点观察子宫出血量、出血所致贫血及其严重程度，以及激素止血治疗的效果。嘱患者保留出血期间使用的会阴垫及内裤，准确地估计出血量；观察并记录患者的生命体征。

3）检查配合：子宫内膜检查时取内膜的时间要正确。为确定卵巢排卵和黄体功能的检查，应在经前期或月经来潮6小时内取子宫内膜。对通过诊断性刮宫取子宫内膜的患者要做好手术前准备。无性生活史的患者做检查前要得到患者或其家属的知情同意。

4）治疗配合：无排卵性功血以周期性激素治疗为主。在出血期间应迅速有效止血，纠正贫血。血止后要查明病因并对因治疗，防止出血反复发作。青春期功血和育龄期功血的治疗原则是止血、调整周期、促排卵；绝经过渡期功血的治疗原则是止血、调整周期、减少出血量，预防子宫内膜病变。

（1）止血：药物对功血患者的止血治疗有效。根据出血量选择合适的制剂和方法。对少量出血者，使用最低有效量激素，减少药物副作用。对大量出血者，药物止血要求在治疗8小时内见效，24～48小时内出血基本停止。

①性激素：性激素是止血的重要药物，常用的有孕激素、雌激素、雄激素。用于止血的性激素使用方法有雌孕激素联合用药和单一药物使用两种。

a.雌孕激素联合用药。联合用药的止血效果优于单一药物。临床上常用口服避孕药治疗青春期和育龄期无排卵性功血。目前使用的药物有去氧孕烯炔雌醇片、复方孕二烯酮片或炔雌醇环丙孕酮片，用法为每次1～2片，每8～12小时一次，血止3天后逐渐减量至每日1片，维持至21天周期结束。

b.单纯雌激素。雌激素能使子宫内膜增生，达到内膜修复，这种治疗方法也称子宫内膜修复法，适用于出血时间长、量多、血红蛋白低于80g/L的青春期患者。主要药物及用法如下。苯甲酸雌二醇：初始剂量3~4mg/d，分2~3次肌内注射。若出血明显减少，则维持此剂量；若出血量未见减少，则加大剂量。也可从6~8mg/d开始。出血停止3天后开始减量，每3天递减1/3。每日最大剂量一般不超过12mg。结合雌激素：每次1.25mg，口服，4~6小时一次，血止3天后每3天递减1/3。用雌激素治疗时如果患者血红蛋白计数增加至90g/L以上，必须加用孕激素，以引发撤退性出血。对雌激素水平较低的间断性少量长期出血者，采用生理替代剂量，如妊马雌酮1.25mg，每日一次，共21天，最后7~10天加用孕激素，如醋酸甲羟孕酮10mg，每日一次。停药后3~7天发生撤药性出血，一般7天内血止。雌、孕激素同时撤退，有利于子宫内膜同步脱落。

c.单纯孕激素：孕激素使增生的子宫内膜转化为分泌期或促进内膜萎缩，停药后内膜剥落，这种治疗方法也称为子宫内膜脱落法或药物刮宫法。止血的作用机制是在雌激素作用下，持续性增生的子宫内膜转化为分泌期。停药后子宫内膜脱落较完全，起到药物性刮宫作用。一般停药后短期内即有撤退性出血。单纯孕激素治疗，适用于体内已有一定的雌激素水平、血红蛋白水平≥80g/L、生命体征稳定的患者。常用药物有甲羟孕酮、甲地孕酮、炔诺酮等。炔诺酮的首剂量5mg，每8小时一次，2~3天血止后每3日递减1/3量，直至维持量每日2.5~5.0mg，持续用药至血止后21天停药，停药后3~7天发生撤药性出血。

②刮宫术：刮宫可迅速止血，也可了解内膜病理，除外其他病变。刮宫术适用于有性生活的急性大出血和绝经过渡期功血患者。刮宫术不能用于长期治疗。对无性生活史的青少年一般不用刮宫术，只在药物治疗无效需立即止血或进行子宫内膜组织学检查时才用。需获得患者或其家属的知情同意。

③辅助治疗：用一般止血药，如氨甲环酸、维生素K，进行辅助治疗；丙酸睾酮通过对抗雌激素作用，减少盆腔充血，增加子宫血管张力，达到减少子宫出血量的作用；出血严重时补充凝血因子，如纤维蛋白原、血小板；中重度贫血患者给予铁剂和叶酸治疗，必要时输血；出血时间长、严重贫血、抵抗力差、合并感染者，给予抗生素治疗。

（2）调整月经周期：应用雌激素止血后，必须继续使用性激素人为控制形成月经周期。青春期及育龄期无排卵性功血患者，需要恢复正常的内分泌功能，建立正常的月经周期；绝经过渡期患者，需要控制出血及预防子宫内膜增生症的发生，防止功血再发生。

①雌、孕激素序贯疗法：即人工周期，为模拟自然月经周期中卵巢的内分泌变化，将雌、孕激素序贯应用，使子宫内膜发生相应变化，引起周期性脱落。此法适用于青春期功血，或育龄期功血内源性雌激素水平较低者。常用药物有妊马雌酮1.25mg或戊酸雌二醇2mg，从撤药性出血第5日开始，每晚一次，连服21日，第11日起加用醋酸甲羟孕酮10mg，每日一次，连用10天。一般连续应用3个周期，患者能自发排卵。若正常月经仍未建立，应重复上述序贯疗法。

②雌孕激素合并应用：治疗开始就雌孕激素合并使用。其中孕激素可限制雌激素促内膜生长作用，使撤药性出血逐渐减少，而雌激素可预防治疗过程中孕激素突破性出血。常用的药物为口服避孕药，它可以很好地控制周期，尤其适用于有避孕需求的患者。用药方法为周期撤药性出血第5日起，每日1片，连服21天，停药1周后再服用下一个周期的药，连续3个周期为一个疗程。病情反复者可延用6个周期。

③孕激素法：适用于青春期或病理检查结果为增生期内膜的功血患者。于月经周期后半期（撤药性出血的第16～25日）服用醋酸甲羟孕酮10mg，每日一次，连用10～14天，酌情应用5～6个周期。

④促排卵：适用于有生育要求经上述治疗后仍无排卵的不孕患者，可针对病因进行促排卵治疗。促排卵治疗，可从根本上防止功能失调性子宫出血复发。常用的药物有氯米芬（又名克罗米芬，CC）、人绒毛膜促性腺激素（hCG）、尿促性素（HMG）和促性腺激素释放激素激动剂（GnRHa）。促排卵治疗可能导致卵巢过度刺激综合征，严重者可危及生命。所以，用促性腺素诱发排卵，必须由有经验的医生在有B超和激素水平监测的条件下用药。青春期一般不提倡使用促排卵药物。

⑤宫内孕激素释放治疗：常用于治疗严重月经过多或多种药物治疗无效，且无生育要求者。在宫腔内放置含黄体酮或左炔诺孕酮宫内节育器，通过在宫腔内局部释放孕激素，抑制内膜生长。青春期功血者不用此方法治疗。

（3）手术治疗：适用于药物治疗无效或不宜用药、无生育要求的患者，尤其是不易随访的年龄较大的患者。

①子宫内膜切除术：在宫腔镜下电切割或激光切除子宫内膜，或采用滚动球电凝或热疗等方法，直接破坏大部分或全部子宫内膜和浅肌层，使出血减少甚至闭经。适用于药物治疗无效，又不愿或不适合做子宫切除术的患者。术前一个月

先用药物达那唑或孕三烯酮，使子宫内膜萎缩、子宫体积缩小、血管再生减少，以缩短手术时间、减少术中出血，增加手术安全性。手术可在月经周期的任何时间进行。手术前要排除子宫内膜癌。

②子宫切除术：此方法很少用于治疗功血。患者经各种治疗均效果不佳，在了解所有治疗功血的可行方法后，由患者和其家属知情选择后进行。

（4）支持治疗：补充铁剂、维生素C和蛋白质，改善全身状况。流血时间长者给予抗生素预防感染。贫血严重者遵医嘱做好配血、输血、止血准备，执行治疗方案，维持患者正常血容量。

（5）用药护理：遵医嘱使用性激素；准时准量给药，保持药物在血中的稳定程度，不得随意停服和漏服，以免因药量不足所致的撤退性出血；药物减量必须按规定在血止后开始，每3天减量1次，每次减量不超过原剂量的1/3，直至维持量，以防再次出血。

雌激素治疗仅适用于青春期功血，生育期和绝经过渡期不宜采用；雌激素治疗时如果患者血红蛋白计数增加至90g/L以上后，均须加用孕激素撤退。有血液高凝或血栓性疾病病史的患者禁止使用大剂量雌激素止血；激素止血治疗通常24~48小时之内能减少出血或完全止血，72小时尚未止血者应报告医生，注意检查是否有器质性疾病或用药不当。使用促排卵药物时，患者要正确测量基础体温，以监测排卵情况，同时观察卵巢过度刺激综合征的症状和体征，及时发现，及时处理。

（6）预防感染：出血时要注意外阴清洁，勤换内裤及月经垫等月经用品，千万不能因有出血而不清洗外阴。要避免盆浴，已婚妇女在出血期要避免性生活。严密观察与感染有关的征象，如体温、脉搏、子宫体压痛，监测白细胞计数，做好会阴护理，保持局部清洁。若有感染征象，及时与医生联系并遵医嘱进行抗生素治疗。

（7）心理护理：鼓励患者表达内心感受，耐心倾听患者的诉说，了解患者的疑虑；向患者解释病情及提供相关信息，帮助患者澄清问题，解除思想顾虑。也可交替使用放松技术，如看电视、听广播、看书，以此分散患者的注意力。

（8）健康指导：指导患者正确测量基础体温；指导患者在治疗时及治疗后定期随访；对治疗无效者要嘱患者按医嘱进一步检查以排除其他疾病。

二、排卵性月经失调

排卵性月经失调较无排卵性功血少见，多发生于生育年龄的妇女。因为患者有周期性排卵，因此，临床上仍有可辨认的月经周期。

（一）诊断与鉴别诊断

1.临床表现

排卵性月经失调有两种类型，分别为月经过多和月经周期间出血。月经周期间出血又分为黄体功能异常和围排卵期出血。黄体功能异常又分为黄体功能不全和子宫内膜不规则脱落两小类。

（1）月经过多：是指月经周期规则、经期正常，月经量较正常多。其发病机制复杂，可能是因子宫内膜纤溶酶活性过高或前列腺素血管舒缩因子分泌比例失调所致，也可能是因为分泌期子宫内膜雌激素受体和孕激素受体高于正常的缘故。患者的子宫内膜形态为分泌期内膜，可能存在间质水肿或腺体与间质发育不同步症状。

（2）黄体功能不足：是指月经周期中有卵泡发育及排卵，但黄体期孕激素分泌不足或黄体过早衰退，导致子宫内膜分泌反应不良和黄体期缩短。黄体功能不足的原因在于患者神经内分泌调节功能紊乱，导致卵泡期卵泡刺激素（FSH）缺乏，卵泡发育缓慢，雌激素分泌减少，从而对垂体及下丘脑正反馈不足；峰值不高及排卵峰后促黄体生成素（LH）低脉冲缺陷，使排卵后黄体发育不全，孕激素分泌减少；卵巢本身发育不良，卵泡期颗粒细胞LH受体缺陷，也使排卵后颗粒细胞黄素化不良，孕激素分泌减少，从而使子宫内膜分泌反应不足。另一种情况是黄体分泌功能正常，但维持时间过短。生理性因素如初潮、分娩后、绝经过渡期，以及内分泌疾病、代谢异常、高催乳素血症可导致黄体功能不足。患者子宫内膜形态也表现为分泌期内膜，但腺体分泌不良，间质水肿不明显或腺体与间质发育不同步，内膜活检显示分泌反应落后2天。

（3）子宫内膜不规则脱落：是指月经周期有排卵，黄体发育良好，但萎缩过程延长，导致子宫内膜不规则脱落。其发病原因是下丘脑–垂体–卵巢轴调节功能紊乱，或溶黄体机制失常，造成黄体萎缩不全，子宫内膜持续受孕激素影响，不能如期完整脱落。子宫内膜不规则脱落患者在月经期第5~6天，仍能见呈分泌反应的子宫内膜，常表现为分泌期内膜和增生期内膜共存的混合型子宫内膜。

（4）围排卵期出血：是指在两次月经中间的排卵期，由于雌激素水平短暂下降，使子宫内膜失去激素的支持而出现部分子宫内膜脱落引起有规律性的阴道流血。其发生的原因不明，可能与排卵前后激素水平波动有关。

2.辅助检查

（1）子宫内膜活组织检查：黄体功能不足者显示分泌反应至少落后2天；子宫内膜不规则脱落者在月经期第5-6日的子宫内膜仍有分泌反应。

（2）基础体温测定：黄体功能不足者的基础体温呈双相型，但高温相持续时间不足11日；子宫内膜不规则脱落者的基础体温也呈双相型，但下降缓慢。

3.诊断要点

病史中常诉月经周期缩短，不孕、早孕时流产妇科检查生殖器官在正常范围内。基础体温呈双相型，但排卵后体温上升缓慢，上升幅度偏低，升高时间仅维持9~10天即下降。子宫内膜显示分泌反应不良。

二、治疗

（一）促进卵泡发育黄体功能不足的治疗

方法较多，首先应针对其发生原因，调整性腺轴功能，促使卵泡发育和排卵，以利于正常黄体的形成。首选药物是CC，适用于黄体功能不足、卵泡期过长者。CC疗效不佳尤其不孕者考虑用HMG-hCG疗法，以加强卵泡发育和诱发排卵，促使正常黄体形成。黄体功能不足、催乳素水平升高者，宜用溴隐亭治疗。随着催乳素水平下降，可调节垂体分泌促性腺激素及卵巢分泌雌、孕激素增加，从而改善黄体功能。

（二）黄体功能刺激疗法

通常应用hCG以促进及支持黄体功能。于基础体温上升后开始，隔日肌注hCG 2 000~3 000U，共5次，可使血浆黄体酮明显上升，随之正常月经周期恢复。

（三）黄体功能替代疗法

一般选用天然黄体酮制剂，因合成孕激素多数具有溶黄体作用，孕期服用还可能使女胎男性化。自排卵后开始每日肌注黄体酮10mg，共10～14日，用以补充黄体分泌黄体酮的不足。用药后可使月经周期正常，出血量减少。

三、护理

（一）护理问题

1.舒适度减弱

与经期延长影响工作、学习有关。

2.焦虑

与病程长、治疗时间长、不孕有关。

（二）护理措施

1.一般护理

患者需要保证充足的睡眠与休息，避免剧烈运动。加强营养，特别是贫血的患者，以改善全身情况。出血量多者应额外补充铁。患者应保持会阴部的清洁、干燥。

2.病情观察

重点观察治疗效果、用药反应。出血多的患者要嘱其保留出血期间使用的会阴垫及内裤，准确地估计出血量。

3.检查配合

子宫内膜检查时取内膜的时间要正确。黄体功能不足者在排卵后取内膜；子宫内膜不规则脱落者在月经期第5-6日取内膜。诊断性刮宫患者要做好手术前准备。

4.治疗配合

正确使用性激素，准时准量给药，保持药物在血中的稳定程度，不得随意停服和漏服，避免因药量不足所致的撤退性出血。

（1）月经过多：治疗原则是止血。氨甲环酸1g，2～3次/日。也可用酚磺乙胺、维生素K等。宫内孕激素释放治疗和孕激素内膜萎缩法也可应用。复方短效口服避孕药因为能抑制内膜增生致出血量减少，也被应用于月经过多的治疗。

（2）黄体功能不足：治疗原则是促进卵泡发育、促进月经中期LH峰形成、黄体功能刺激、黄体功能补充等。妊马雌酮0.625mg，从月经第5日起每日口服，连续5~7日；氯米芬50mg，从月经第3-5日起每日口服，连服5日；绒毛膜促性腺激素5 000~10 000U，在卵泡成熟后一次或分两次肌内注射，于基础体温上升后开始，隔日肌内注射1 000~2 000U，共5次。排卵后，黄体酮10mg每日肌内注射，共10~14日。

（3）子宫内膜不规则脱落：治疗目标是使黄体及时萎缩，内膜按时完成脱落。给药途径如下。

①甲羟孕酮10mg：在排卵后第1-2日或下次月经前10~14日开始每日口服，连服10日。有生育要求者应用天然黄体酮，无生育要求者也可口服避孕药。

②绒毛膜促性腺激素：用法同黄体功能不足。

（4）围排卵期出血：一般无须治疗。

5.心理护理

向患者解释病情及提供相关信息，帮助患者澄清问题，解除思想顾虑，积极配合治疗，倾听患者的述说，改善焦虑。

6.健康指导

指导患者正确测量基础体温；指导患者在治疗时及治疗后定期随访；告知患者在出血期要避免性生活。

第二节　闭经临床诊疗与护理

闭经是常见的妇科症状，表现为无月经或月经停止。根据既往有无月经来潮，闭经分为原发性闭经和继发性闭经两大类。原发性闭经指年龄超过13岁，第二性征尚未发育者；或年龄超过15岁，第二性征已发育，月经还未来潮者。继发性闭经指正常月经建立后月经停止6个月，或按自身原有月经周期计算停止3个周期以上者。青春期前、妊娠期、哺乳期及绝经后的月经不来潮属生理现象，本节不展开讨论。

根据生殖轴病变或功能失调的部位，闭经分为下丘脑性闭经、垂体性闭经、卵巢性闭经、子宫性闭经及下生殖道发育异常导致的闭经。

世界卫生组织（WHO）根据机体激素水平将闭经归纳为三型。

Ⅰ型闭经：无内源性雌激素产生，卵泡刺激素（FSH）水平正常或低下，催乳素（PRL）水平正常，无下丘脑-垂体器质性病变。

Ⅱ型闭经：有内源性刺激素产生，FSH和PRL水平正常。

Ⅲ型闭经：FSH升高，提示卵巢功能衰竭。

一、诊断与鉴别诊断

（一）临床表现

1.症状

主要表现为无月经或月经停止，同时出现与疾病相关的症状。阴道横膈或无孔处女膜患者可出现周期性下腹痛；嗅觉缺失综合征患者可有嗅觉减退或丧失；卵巢早衰有过早绝经并伴绝经综合征症状；神经性厌食伴有体重急剧下降情况。

2.体征

临床评估可发现与疾病相关的体征。嗅觉缺失综合征患者其内外生殖器均为幼稚型；多囊卵巢综合征患者有毛发增多、肥胖、双侧卵巢增大症状；特纳综合征患者有身体发育异常、第二性征缺失、卵巢不发育等症状；希恩综合征患者的生殖器官萎缩、阴毛稀少等；先天性下生殖道发育异常可见处女膜闭锁或阴道横隔等。

（二）辅助检查

1.功能试验

（1）药物撤退试验：用于评估体内雌激素水平，确定闭经程度。常用孕激素试验和雌孕激素序贯试验。

①孕激素试验：用以评估内源性雌激素水平。黄体酮注射液，每日肌内注射20mg，连续5日，停药后出现撤药性出血（阳性反应），提示子宫内膜已受一定水平雌激素影响；停药后无撤药性出血（阴性反应），说明患者体内雌激素水平

低下，对孕激素无反应，应进一步做雌孕激素序贯试验。

②雌孕激素序贯试验：适用于孕激素试验阴性的闭经患者。每晚睡前服用妊马雌酮1.25mg，共21天，最后10天加用醋酸甲羟孕酮，每天口服10mg，停药后出现撤退性出血为阳性，提示子宫内膜功能正常，可排除子宫性闭经，引起闭经的原因是患者体内雌激素水平低落，应进一步寻找原因。无撤药性出血为阴性，可再重复试验一次，若两次试验均为阴性，提示子宫内膜有缺陷或被破坏，可诊断为子宫性闭经。

（2）垂体兴奋试验：又称GnRH刺激试验，用于了解垂体对GnRH的反应性。静脉注射LHRH 15～60分钟后LH较注射前高2～4倍，说明垂体功能正常，病变在下丘脑；若经多次重复试验，LH值仍无升高或增高不显著，提示垂体功能减退，引起闭经的病因可能在垂体。

2.激素水平测定

在停用雌孕激素药物至少2周后行FSH、LH、PRL、促甲状腺激素（TSH）等激素测定。

（1）血甾体激素测定：包括雌二醇、黄体酮及睾酮的放射免疫测定。血黄体酮水平升高，提示排卵；雌激素水平低，提示卵巢功能不正常或衰竭；睾酮水平高，提示可能为多囊卵巢综合征或卵巢性索-间质细胞瘤等。

（2）催乳素及垂体促性腺激素测定：PRL＞25μg/L时称高催乳激素血症，应进一步做头颅X线摄片或CT检查，以排除垂体肿瘤；FSH≥40U/L升高提示卵巢功能衰竭；LH/FSH≥2～3，有助于诊断多囊卵巢综合征。FSH、LH均＜5U/L，提示垂体功能减退，病变可能在垂体或下丘脑。

3.影像学检查

（1）盆腔B超检查：观察盆腔有无子宫，子宫形态、大小及内膜厚度，卵巢大小、形态、卵泡数目等。

（2）子宫输卵管造影：了解有无宫腔病变和宫腔粘连。

（3）CT或MRI：用于盆腔及头部蝶鞍区检查，了解盆腔肿块和中枢神经系统病变性质，诊断卵巢肿瘤、下丘脑病变、垂体微腺瘤、空蝶鞍等。

4.其他检查

（1）宫腔镜检查：在宫腔镜直视下观察子宫腔及内膜有无宫腔粘连、可疑结核病变。

（2）腹腔镜检查：直视下观察卵巢形态、子宫大小，对诊断多囊卵巢综合征等有价值。

（3）染色体检查：用于鉴别性腺发育不全病因及指导临床处理。

（4）基础体温测定：确定是否有排卵。

（三）鉴别诊断

需与生理性闭经及避年、暗经相鉴别。

二、治疗

（一）全身治疗

治疗全身性疾病，应提高机体体质，合理饮食，保持标准体重，精神安慰，消除精神紧张和焦虑。

（二）病因治疗

1.子宫性闭经

先天性无阴道者可择时行阴道成形术；子宫内膜结核应抗结核治疗。宫腔粘连者应分离粘连后放置节育器，并给予一定时间的雌、孕激素序贯治疗，预防再粘连。

2.卵巢性闭经

有肿瘤者应切除肿瘤；染色体为46XY的患者应切除性腺及发育不良的子宫，以防恶变。

3.垂体性闭经

垂体泌乳素肿瘤以溴隐亭治疗为首选；瘤体较大引起视野缺失者，可考虑手术治疗减压，术后服用溴隐亭。希恩综合征者应根据病情补充雌激素、孕激素、甲状腺素、肾上腺皮质激素。空蝶鞍综合征无高PRL血症者，可不处理。

4.下丘脑性闭经

下丘脑肿瘤应手术治疗；由于运动过度、精神刺激或环境改变、体重过低所致者，应减少运动量，调整心态，注意劳逸结合，增加体重。神经性厌食者，应改变进食习惯，必要时鼻饲高营养物质，以增加体重，但月经恢复需时较长。因避孕药引起者，应停药观察。

（三）性激素替代

治疗目的是维持女性全身健康及生殖健康，包括心血管系统、骨骼及骨代谢、神经系统等；促进和维持第二性征和月经。

1.雌激素替代疗法

适用于无子宫者。结合雌激素每日0.625mg或微粒化17-β雌二醇每日1mg，连服21日，停药1周后重复给药。

2.人工周期疗法

适用于有子宫者。上述雌激素连服21日，最后10日加服醋酸甲羟孕酮每日6～10mg，连服3～6个周期。

3.孕激素替代疗法

适用于体内有一定内源性雌激素水平的Ⅰ度闭经者。黄体酮20mg，肌内注射，每日1次，连用5日；或醋酸甲羟孕酮6～10mg，每日1次，口服，连用10日。

（四）诱发排卵

适用于有生育要求的患者。

（1）氯米芬：是诱发排卵最常用的药物，适用于有一定内源性雌激素水平的无排卵者。月经第5日始，每日50～150mg，连用5日。

（2）促性腺激素：适用于低促性腺激素闭经及氯米芬促排卵失败者。常用HMG或FSH和hCG联合用药促排卵法。HMG或FSH每日75～150U，肌内注射，用药3～5日后可根据雌激素反应调整用量；若雌激素水平未上升可增加用量至每日150～225U，自撤药性出血第3-5日开始，连用7～12日，待优势卵泡成熟时，再使用hCG 5 000～10 000U促排卵。

（3）促性腺激素释放激素（GnRH）：适用于下丘脑性闭经，以脉冲皮下注射或静脉方式给药。

（五）其他药物治疗

（1）溴隐亭：单纯高PRL血症者，每日予2.5～5mg，多在服药的第5-6周恢复月经。垂体催乳素瘤者，每日予5～7.5mg，敏感者服药3个月后肿瘤明显缩小。

（2）肾上腺皮质激素：适用于先天性肾上腺皮质增生引起的闭经，一般用泼尼松或地塞米松。

（3）甲状腺素：如甲状腺片，适用于甲状腺功能减退所致的闭经。

三、护理

（一）护理问题

（1）长期性低自尊：与不能有周期性月经来潮而对女性性别否定有关。

（2）焦虑：与担心疾病对健康、性生活、生育的影响有关。

（3）知识缺乏：缺乏疾病检查及治疗的相关知识。

（二）护理措施

1.一般护理

给予足够的营养，鼓励患者加强锻炼，保持标准体重，增强体质。

2.检查配合

做功能试验的检查，要保证患者在正确的时间用正确的药物并随访用药后的反应，如是否有撤药性出血；做激素水平测定，要保证患者在正确的时间收集检查的样本做影像学检查，要做好检查前的准备工作和检查后的护理，做宫腔镜和腹腔镜检查，要做好手术前后的护理。

3.治疗配合

纠正全身健康情况，进行全身和病因治疗，因某种疾病或因素引起的下丘脑-垂体-卵巢轴功能紊乱者，可用性激素替代治疗。

（1）全身治疗：由于闭经的发生多与神经内分泌的调控有关，因此全身体质性治疗在闭经治疗中占有重要地位。急性或慢性疾病引起的闭经，首先考虑全身性治疗；单纯性营养不良则需要增加营养保持标准体重；体重过重的肥胖妇女的闭经，大部分并发内分泌失调，需用低热量、富含维生素和矿物质饮食，此外要经常进行适当体力劳动和锻炼。

（2）病因治疗：闭经若由器质性病变引起，应针对病因治疗。如宫颈-宫腔粘连者可行宫腔镜宫颈-宫腔粘连分离后放置避孕环；先天性畸形如处女膜闭锁、阴道横膈或阴道闭锁均可行切开或成形术，使经血畅流；结核性子宫内膜炎者应积极抗结核治疗；卵巢或垂体肿瘤者应制订相应治疗方案。

（3）激素治疗：明确病变环节及病因后，给予相应激素治疗，以补充体内激素不足或拮抗其过多，达到治疗目的。

①性激素补充治疗

a.雌激素补充治疗。适用于无子宫者。妊马雌酮0.625mg/d，连用21天，停药1周后重复给药。

b.雌、孕激素人工周期疗法。适用于有子宫者。妊马雌酮0.625mg/d，连用21日，最后10日同时给予醋酸甲羟孕酮6~10mg/d。

c.孕激素疗法。适用于体内有一定内源性雌激素水平的患者。于月经周期后半期或撤药性出血第16~25日，口服醋酸甲羟孕酮，每日6~10mg，连用10日。性激素补充治疗时要严格遵医嘱正确给药，不擅自停服、漏服，也不随意更改药量。

②促排卵：适用于有生育要求的闭经者。对于低促性腺激素水平的闭经患者，在采用雌激素治疗促进生殖器发育，子宫内膜已获得对雌孕激素的反应后，可用尿促性素（HMG）联合绒毛膜促性腺激素（hCG）促进卵泡发育及诱发排卵。但须由有经验的医生在有B超和激素水平监测的条件下用药；对于FSH和PRL正常的闭经患者，由于其体内有一定内源性雌激素，可选用氯米芬促排卵；对于FSH升高的闭经患者，由于其卵巢功能衰竭，不适合用促排卵药物治疗。

（4）心理护理：心理护理对闭经患者非常重要。要与患者建立良好的护患关系，鼓励患者表达自己的感受，鼓励患者对健康、治疗和预后提出问题。主动向患者提供诊疗信息，帮助患者正确认识闭经与女性特征、生育及健康的关系，帮助其澄清一些观念，减轻或解除疾病对患者的心理影响；促进患者的社交活动，鼓励患者与同伴、亲人交往，参与社会活动，达到减轻心理压力的目的；嘱患者保持心情舒畅，正确对待疾病。

（5）健康指导：指导患者合理用药，说明性激素的作用、不良反应、剂量、具体用药方法、用药时间等；指导患者做好用药和治疗的随访和自我监测；指导患者进行自我心理调节，增强应激能力；指导患者采用有效减轻心理压力的方法。

第三节 多囊卵巢综合征临床诊疗与护理

多囊卵巢综合征（PCOS）是育龄妇女常见的内分泌紊乱综合征。临床表现多样，典型表现为月经异常、雄激素过多、卵巢多囊样改变，可伴有肥胖、胰岛素抵抗等代谢异常。其病因目前尚未阐明。其内分泌特征有：雄激素过多，黄体生成激素/卵泡刺激素（LH/FSH）比值增大，高胰岛素血症等。

一、诊断与鉴别诊断

（一）临床表现

主要表现为月经异常，月经稀发多见，也可表现为闭经、不规则子宫出血。高雄激素症状，如痤疮、体毛过多。生育期妇女因排卵障碍导致不孕。其他表现如肥胖和黑棘皮症。

（二）辅助检查

1.基础体温测定

典型表现为单相型体温曲线。

2.血清生殖激素浓度测定

包括FSH、LH、PRL、E、P、T。雄激素临床常规检查项目为血清总睾酮水平，与临床高雄激素症状的程度无正相关关系。血LH水平升高，LH/FSH比值≥2，多见于无肥胖的PCOS患者。部分PCOS患者可出现PRL轻度升高。

3.盆腔超声检查

一般选择在月经周期第3~5天检查，典型超声表现为多囊卵巢（PCO），单侧或双侧卵巢直径2~9mm的卵泡≥12个。PCO并非PCOS患者所特有。

4.筛查代谢并发症

包括空腹胰岛素、空腹血糖和餐后2小时血糖、血脂等。

（三）诊断

1.疑似PCOS

月经稀发或闭经或不规则出血。另外，再符合以下2项中的一项，可诊断。

（1）高雄激素的表现或高雄激素血症。

（2）超声表现为多囊卵巢。

2.确定诊断

具备上述疑似PCOS诊断条件后还必须逐一排除其他可能引起高雄激素的疾病和引起排卵异常的疾病。

（四）鉴别诊断

1.排卵异常疾病

原发性卵巢功能减低或卵巢早衰、功能性下丘脑性闭经等，结合病史的同时，须行生殖激素检查鉴别。

2.引起高雄激素的疾病

先天性肾上腺皮质增生、库欣综合征、分泌雄激素的肿瘤等，可做血17α-羟孕酮、ACTH兴奋试验、B超检查等。药物性高雄激素症、特发性多毛应详细询问病史及家族史。

二、治疗

目前治疗以药物治疗为主，手术治疗已较少应用。

（一）改善生活方式

对于肥胖和胰岛素抵抗患者，应合理安排膳食，加强运动，从而降低体重。因体重减轻可增加胰岛素敏感性，使血中胰岛素和睾酮水平下降，恢复排卵和促进生育。同时控制体重可预防PCOS的远期并发症，如糖尿病、心血管疾病。

（二）恢复正常激素水平，调节月经周期

可用口服避孕药或孕激素后半周期疗法。避孕药为短效避孕药，疗程3~6个月，目前常用的有达英-35、妈富隆等，对雄激素高的患者，以使用达英-35为

宜。单用孕激素可于月经周期的第15日左右开始口服醋酸甲羟孕酮10mg，共10日，可抑制过高的LH，保护内膜，同时也能恢复排卵。

（三）改善胰岛素抵抗

对肥胖和胰岛素抵抗患者应用胰岛素增敏剂，血中胰岛素水平下降能改善高雄激素状态，有利于恢复排卵。目前常用二甲双胍，每次500mg，每日2～3次。

（四）诱发排卵治疗

对有生育要求患者行诱发排卵治疗，氯米芬是一线促排卵药物，对于氯米芬抵抗的患者可选用外源性促性腺激素。对用诱发排卵疗效不好，或者促性腺激素治疗3～6个周期仍未妊娠的患者可采用辅助生殖技术助孕。

三、护理

（一）护理措施

1.心理护理

应用心理疏导的方法，让患者谈论对疾病的感受和看法，有的放矢地做好患者的心理护理，提高患者对疾病的心理承受能力，以积极的心态接受治疗。与患者的家属和朋友沟通，使其发挥社会支持系统的作用，给患者一个宽松的环境以调整自己的心态，消除心理障碍。

2.饮食护理

对于肥胖和脂代谢异常患者，指导患者进食低脂、低热量饮食，多吃水果和蔬菜，减少晚餐的量。

3.用药护理

对于服用性激素治疗的患者，要向患者介绍遵医嘱服药的重要性，必须严格掌握服药时间和剂量，否则易发生阴道不规则出血。告知药物的副作用，如恶心、乏力等，劝告患者切勿擅自停药。

（二）健康指导

（1）告知患者随访的时间、地点和联系方式，让患者遵医嘱按时随访。

（2）教会肥胖患者正确测量体重的方法，监测体重的变化。

（3）指导患者正确服用医生开具的药物，并观察药物不良反应，如有不适随时就诊。

第四节　经前期综合征临床诊疗与护理

经前期综合征是指在月经前14天出现躯体、精神症状为特征的综合征，这种症状不能用其他疾病来解释，月经来潮后症状自然消失。

一、诊断与鉴别诊断

（一）临床表现

临床表现多样，可有某一方面症状，也可兼有多种症状。精神症状表现为情绪不稳定，容易受外界环境影响，易激动，记忆减退，注意力不易集中等。躯体症状为头痛、乳房胀痛、腹部胀满、便秘、水肿等。此综合征多见于25～45岁患者，周期性反复发作，月经前1～2周出现症状，月经来潮后减轻甚至消失。

（二）诊断和鉴别诊断

根据此综合征经前期反复发作的特点可诊断，但应排除其他功能性或器质性病变。精神症状应除外精神病，水肿应与心、肝、肾疾病等引起的水肿鉴别，乳房胀痛应与乳腺肿瘤鉴别。

二、治疗

（一）支持治疗

经前期注意合理的饮食及营养，劳逸结合，适当的身体锻炼，戒烟，限制钠盐和咖啡的摄入。帮助患者调整心理状态，给予心理安慰与疏导，让精神放松，有助于减轻症状。

（二）药物治疗

1.抗焦虑药

适用于有明显焦虑的患者。阿普唑仑0.25mg，经前用药，每日3次，口服，最大剂量为每日4mg，用至月经来潮第2~3日。

2.抗抑郁药

适用于有明显抑郁的患者。氟西汀能选择性抑制中枢神经系统5-羟色胺的再摄取。黄体期用药，20mg，每日1次，口服，能明显缓解精神症状及行为改变，但对躯体症状疗效不佳。

3.醛固酮抑制药

螺内酯20mg，每日2次，口服，可拮抗醛固酮而利尿，减轻水潴留，对改善精神症状也有效。

4.维生素B$_6$

可调节自主神经系统与下丘脑-垂体-卵巢轴的关系，还可抑制催乳素合成。10mg，每日3次，口服，可改善症状。

5.性激素

抑制排卵口服避孕药能缓解症状，并可减轻水钠潴留症状，避孕药疗法也是一种抑制循环和内源性激素波动的方法。另外可用孕激素，经前2周起每晚服用醋酸甲羟孕酮10mg，每日1次，连用10日。

三、护理

（一）护理措施

1.心理护理

多关心患者，主动与患者交流，了解患者的心理感受和心理活动，教会患者应对压力的技巧，如深呼吸等方法。

2.饮食护理

保持饮食均衡，水肿者应限制盐、糖、咖啡因、乙醇的摄入，多摄取富含维生素B$_6$的食物，如猪肉、牛奶、蛋黄和豆类食物。

3.用药护理

遵医嘱予患者服用相应的药物，如抗抑郁药、利尿药、激素、维生素B$_6$等，并向患者讲解各类药物的作用和不良反应。

（二）健康指导

向患者及其家属讲解可能造成经前期综合征的原因和目前的主要处理措施，教会患者记录月经周期，让其家属多给予患者心理和社会支持，增强患者的自我控制能力。

第五节　绝经综合征临床诊疗与护理

绝经综合征指妇女绝经前后出现性激素波动或减少引起的一系列躯体及精神心理症状。约1/3的绝经期妇女，能通过神经内分泌的自我调节，达到新的平衡，而无自觉症状；还有约2/3妇女可出现一系列症状。

绝经分为自然绝经和人工绝经。自然绝经指卵巢内卵泡生理性耗竭所致的绝经；人工绝经指双侧卵巢经手术切除或放射线照射等所致的绝经。人工绝经者更易发生绝经综合征。

一、诊断与鉴别诊断

（一）临床表现

绝经综合征的临床表现主要有近期症状和远期症状，没有特异性体征。妇科检查仅见内外生殖器萎缩样改变。

1.近期症状

（1）月经紊乱：是绝经过渡期的常见症状。由于稀发排卵或无排卵，表现为月经周期不规则。如月经稀发（＞35天）或月经频发（＜21天），经期持续时间长，月经量增多或减少。

（2）血管舒缩症状：主要表现为潮热，是血管舒缩功能不稳定所致，是雌激素水平降低的特征性症状。其特点是反复出现短暂性的面部、颈部及胸部皮肤阵阵发红，伴有发热，随后出汗，汗后畏寒。一般持续1~3分钟。症状轻者每日发作数次，严重者10余次或更多；多在凌晨乍醒时、黄昏或夜间发作，活动、进食、穿衣、盖被过多等热量增加的情况下，或情绪激动时亦有发作。血管舒缩症状可历时1~2年，有时长达5年或更长。潮热严重时可影响情绪、生活、睡眠，是绝经后期需要性激素治疗的主要原因。

（3）自主神经失调症状：常出现心悸、眩晕、头痛、失眠、耳鸣等。

（4）精神神经症状：常表现为注意力不集中，情绪波动大，易激怒，焦虑不安或情绪低落，抑郁，不能自我控制等情绪症状，也常有记忆减退现象。

2.远期症状

（1）泌尿生殖道症状：主要表现为泌尿生殖道萎缩症状，出现阴道干燥、性交困难、反复阴道感染；排尿困难，尿痛、尿急等反复发生的尿路感染。

（2）骨质疏松：绝经后妇女雌激素缺乏使骨质吸收速度快于骨质生成，导致骨量快速丢失而出现骨质疏松。50岁以上妇女超过50%会发生绝经后骨质疏松，一般发生在绝经后5~10年内，主要发生在椎体。

（3）阿尔茨海默病：绝经后期妇女比老年男性患该病风险高，可能与绝经后内源性雌激素水平降低有关。

（4）心血管病变：绝经后妇女糖脂代谢异常增加，动脉硬化、冠心病的发病风险较绝经前明显增加，可能与雌激素水平低下有关。

（二）辅助检查

有相关症状时要进行相关的检查。需要了解卵巢功能时可测定血清FSH值及E_2值，绝经过渡期血清FSH>10U/L，提示卵巢储备功能下降；闭经、FSH>40U/L且E_2<37pmol/L，提示卵巢功能衰竭。

（三）鉴别诊断

本病需与子宫颈及子宫内膜恶性肿瘤的发热、异常带下表现，甲状腺功能亢进的潮热、出汗，以及尿路感染、冠心病、神经衰弱、抑郁症等相鉴别。

二、治疗

（一）治疗思路

治疗目的是缓解近期症状，早期发现，并有效预防骨质疏松症、动脉硬化等老年性疾病。本病可采用中西药物治疗。

（二）一般治疗

绝经期患者的精神神经症状可因神经类型不稳定或精神状态不健全而加剧，应进行心理治疗。必要时选用适量镇静药以助睡眠，如睡前口服艾司唑仑1～2mg，每日1次，或谷维素20mg，每日3次等，可辅助调节自主神经功能。

（三）西医治疗

1.性激素补充疗法（HRT）

（1）适应证：

①有血管舒缩功能不稳定及泌尿生殖道萎缩症状；

②低骨量及绝经后骨质疏松症；

③有精神神经症状者。

（2）禁忌证：

①原因不明的阴道流血或子宫内膜增生；

②已知或怀疑妊娠、乳腺癌及与性激素相关的恶性肿瘤；

③6个月内有活动性血栓病；

④严重肝肾功能障碍、卟啉病、耳硬化症、系统性红斑狼疮；

⑤与孕激素相关的脑膜瘤。

（3）慎用情况：

①子宫肌瘤、子宫内膜异位症；

②尚未控制的糖尿病及严重高血压；

③有血栓病史或血栓倾向者；

④胆囊疾病、癫痫、偏头痛、哮喘、高催乳素血症；

⑤乳腺良性疾病及乳腺癌家族病史。

（4）方法

在卵巢功能开始减退及出现相关症状后即可应用。停止HRT治疗时，一般应缓慢减量或间歇用药，逐步停药。以雌激素为主，辅以孕激素。常用雌激素有口服戊酸雌二醇，每日1～2mg，结合雌激素，每日0.3～0.625mg、尼尔雌醇每周1～2mg。17β-雌二醇经皮贴膜，每周1～2贴。孕激素有口服醋酸甲羟孕酮，每日2～6mg、微粒化黄体酮，每日100～300mg。剂量设定原则为选用最小有效剂量和个体化原则，要求血E$_2$浓度为146～180pmol/mL。HRT常用以下方案。

①连续序贯法：以28日为1个治疗周期，雌激素不间断应用，孕激素于周期第15-28日应用。周期之间不间断。本方案适用于绝经3～5年的妇女。

②周期序贯法：以28日为1个治疗周期，第1-21日每天给予雌激素，第11-21日给予孕激素，第22-28日停药。孕激素用药结束后，可发生撤药性出血。本方案适用于围绝经期及卵巢早衰的妇女。

③连续联合治疗：每日给予雌激素和孕激素，发生撤药性出血的概率低。此方案适用于绝经多年的妇女。

④单一雌激素治疗：适用于子宫切除术后或先天性无子宫的卵巢功能低下的妇女。

⑤单一孕激素治疗：适用于绝经过渡期或绝经后症状严重且有雌激素禁忌证的妇女。

2.非激素类药物

对有血管舒缩症状及精神神经症状者，可口服盐酸帕罗西汀20mg，每日1次；防治骨质疏松可选用钙剂（碳酸钙、磷酸钙、氯酸钙、枸橼酸钙等）和维生素D、降钙素、双磷酸盐类制剂等。

三、护理

（一）护理问题

1.舒适度减弱

与存在血管舒缩症状和自主神经失调症状有关。

2.知识缺乏

缺乏正确的绝经期生理、心理变化知识和积极应对知识。

（二）护理措施

1.一般护理

帮助患者选择既有营养又符合饮食习惯的食物，以保证足够的营养；可以多吃奶制品，补充钙质；多吃豆制品，因为大豆中含有类雌激素物质。帮助患者选用促进睡眠的方法，必要时选用镇静药以保证充足的睡眠；加强体育锻炼，保持一定的运动量，可选择散步、打太极拳、做体操等，增强体质，促进正性心态。帮助患者建立适应绝经期生理心理变化和新的生活形态，安全地度过绝经期。

2.治疗配合

缓解近期症状，早期发现，有效预防骨质疏松症、动脉硬化等老年性疾病。

（1）一般治疗：心理疏导，使绝经过渡期妇女了解变化的生理过程，以乐观的心态去适应；可用适量镇静药帮助睡眠；谷维素调节自主神经功能，可治疗潮热症状。为预防骨质疏松，应坚持身体锻炼，增加日晒时间，饮食注意摄取足量蛋白质及含钙丰富的食物，遵医嘱补充钙剂。建立健康的生活方式，坚持锻炼，健康饮食，安全度过绝经过渡期。

（2）激素补充治疗：有适应证且无禁忌证时选用。激素补充治疗是针对绝经相关健康问题而采取的一种医疗措施，可有效缓解绝经相关症状，从而改善生活质量。

①适应证

a.绝经相关症状。潮热、盗汗、睡眠障碍、疲倦、情绪障碍，如易激动、烦躁、焦虑、紧张或情绪低落。

b.泌尿生殖道萎缩相关问题。阴道干燥、疼痛、排尿困难、性交痛、反复发作的阴道炎、反复泌尿系统感染、夜尿多、尿频和尿急。

c.低骨量及骨质疏松症：有骨质疏松症的危险因素及绝经后期骨质疏松症。

②禁忌证：已知或可疑妊娠；原因不明的子宫出血；已知或可疑雌激素依赖性肿瘤，如乳腺癌、子宫内膜癌；近6个月内有活动性静脉或动脉血栓栓塞性疾病；严重的肝、肾功能障碍，胆汁淤积性疾病；卟啉病。

③慎用情况：子宫肌瘤、子宫内膜异位症、子宫内膜增生史、没有控制的糖尿病及严重高血压、血栓形成倾向、胆囊疾病、癫痫、偏头痛、哮喘、高催乳素血症、系统性红斑狼疮、乳腺良性疾病、乳腺癌家族史，以及已完全缓解的宫颈

鳞癌、子宫内膜癌、卵巢上皮性癌等。

④药物及方法：主要药物为雌激素，可辅以孕激素。剂量和用药方案要个性化，严格按照医嘱用药，以最小剂量且有效为最佳。

a.雌激素。单纯雌激素治疗只用于子宫已切除者。原则上选用天然性激素制剂，如戊酸雌二醇、尼尔雌醇、17β-雌二醇。

b.孕激素。单纯孕激素治疗适用于绝经过渡期功血。常用药物有醋酸甲羟孕酮及天然制剂微粒化孕酮。

c.雌孕激素联合。适用于有完整子宫的妇女，包括序贯用药和联合用药。序贯用药模拟生理周期，在用雌激素的基础上，后半月加用孕激素10～14天。

⑤用药途径：性激素可因制剂不同而有不同的使用途径，常用的有口服、经阴道给药、经皮肤给药。

（3）非激素类药物：包括钙剂和维生素D。维生素D适用于绝经期妇女缺少户外活动者，与钙剂合用有利于钙的吸收。

3.心理护理

与患者建立良好相互信任的关系，帮助患者了解绝经期的生理心理变化，减轻焦虑和恐惧心理；认真倾听患者的述说，让患者表达对疾病的困惑和忧虑；通过语言、表情、态度、行为等，正性影响患者的认知、情绪和行为，使护理人员和患者双方发挥积极性，相互配合，达到缓解症状的目的；帮助患者及其家属，了解绝经期女性的生理和心理变化，了解可能有的症状，以消除患者及其家属的恐惧心理，取得患者及其家属的理解和配合。

4.健康指导

（1）提供有关绝经期妇女生理心理变化的知识，使妇女对即将发生的变化有心理准备，使患者减轻由绝经综合征症状引发的焦虑情绪。

（2）介绍绝经前后减轻症状的方法，以及预防绝经期综合征的措施。如适当摄取钙质和维生素D，可能减少因雌激素降低引起的骨质疏松；有规律的运动，如散步、骑自行车可以促进血液循环，维持肌肉良好张力，延缓老化速度，还可以刺激骨细胞的活动，延缓骨质疏松的发生；关心和指导绝经期性生活；指导骨质疏松症患者预防跌倒。

（3）建议设立护理门诊，提供系统的绝经期护理咨询、指导和知识教育。例如：帮助患者了解用药的适应证和禁忌证；帮助患者了解用药目的、药物剂量、用药方法和正确用药的重要性；帮助患者了解药物的副作用和应对方法。用药期间要注意观察子宫不规则出血的情况，及时就医排除子宫内膜病变。雌激素剂量过大时，可引起乳房胀痛、白带多、阴道流血、头痛、水肿或色素沉着等。孕激素引起的不良反应包括抑郁、易怒、乳腺痛和水肿。督促长期使用性激素者接受定期随访。

第三章 妊娠期肝病临床诊疗与护理

第一节 病毒性肝炎临床诊疗与护理

病毒性肝炎是由肝炎病毒引起的一种传染病，致病病毒主要包括甲型肝炎病毒（HAV）、乙型肝炎病毒（HBV）、丙型肝炎病毒（HCV）、丁型肝炎病毒（HDV）及戊型肝炎病毒（HEV）5种。其中乙型肝炎病毒较常见，我国约8%的人是慢性乙型肝炎病毒携带者。但妊娠并不增加感染乙型肝炎病毒的易感性。由于妊娠期生理变化及代谢特点，导致肝炎病情加重。妊娠合并重型肝炎是孕产妇的主要死亡原因之一。

一、妊娠期肝的生理变化

（一）雌孕激素

妊娠期雌孕激素水平升高，增加肝脏负担。雌激素水平升高部分孕妇可出现肝掌、蜘蛛痣，分娩后4~6周消失。

（二）血清蛋白

由于妊娠期血容量增加，血液稀释，血清白蛋白浓度降低，球蛋白因网状内皮系统功能亢进略有增加，白蛋白/球蛋白比值下降。

（三）血清酶活性

谷丙转氨酶（ALT）、谷草转氨酶（AST）、γ-谷氨酰转肽酶（γ-GT）和总胆红素浓度，在孕期因血液稀释稍下降。分娩后转氨酶可短暂升高，这是分娩损伤和产后哺乳所致。

（四）凝血功能

妊娠晚期血浆纤维蛋内白原较非孕时增加约50%，凝血因子Ⅱ、Ⅴ、Ⅶ、Ⅹ均增加，部分孕妇凝血酶原时间、凝血时间降低。孕妇的血液处于高凝状态。

二、妊娠对病毒性肝炎的影响

（一）妊娠期

孕妇代谢增加，肝糖原储备降低，孕期雌激素需在肝内代谢和灭活，均使肝负担增加，也易使肝炎病情加重。妊娠期内分泌变化，可导致体内HBV再激活；以及妊娠期细胞免疫功能增强，因而妊娠期重塑肝炎发生率较非妊娠期高。尤其在妊娠晚期易发生急性重型肝炎，危及母儿生命。此外，妊娠合并病毒性肝炎由于治疗棘手易转变为慢性肝炎。

（二）分娩期

分娩过程中的疲劳、出血、损伤及麻醉药等引起组织缺氧和新陈代谢障碍，加重肝功能损害。

三、病毒性肝炎对妊娠的影响

（一）对母体的影响

妊娠早期合并病毒性肝炎，可使妊娠反应加重；也可能将肝炎的胃肠道症状当作妊娠反应而耽误病情。妊娠晚期妊娠高血压疾病发生率增高，可能与肝炎时对醛固酮灭活能力下降有关。分娩时由于肝凝血因子合成减少，产后出血率增高。若为重型肝炎，常并发DIC，直接威胁母儿生命。

（二）对胎儿、新生儿的影响

妊娠早期合并急性肝炎易发生流产。妊娠晚期合并肝炎易出现胎儿窘迫、早产、死胎、死产，新生儿死亡发生率增高。

（三）母婴传播

甲型肝炎病毒（HAV）主要经消化道传播，感染后可获得持久免疫力，母婴传播罕见。乙型肝炎病毒（HBV）主要经血液传播，但母婴传播是主要途径。HBV母婴传播包括宫内传播、产时传播和产后传播。我国高达50%的慢性HBV感染者是经母婴传播造成的，因此，母婴传播阻断对慢性乙型病毒性肝炎的控制有着重要意义。乙型病毒性肝炎在妊娠期更易进展为重型肝炎。丙型肝炎病毒（HCV）主要通过输血、血液制品、母婴传播等途径传播，易转为慢性肝炎，进展为肝硬化、肝癌。丁型肝炎病毒（HDV）需伴随HBV而存在。戊型肝炎病毒（HEV）主要经消化道传播，但妊娠期感染HEV，尤其与乙型重叠时易发生重型肝炎。

四、临床表现

临床可表现为身体不适、全身酸痛、胃寒、发热等流感样症状；乏力、食欲缺乏、尿色深黄、恶心、呕吐、腹部不适、右上腹疼痛、腹胀、腹泻等消化系统症状。皮肤和巩膜黄染、肝区叩痛。肝大，受增大子宫的影响，常难以被触及。

五、诊断

妊娠期诊断病毒性肝炎比非孕期困难，应根据流行病学、病史、临床表现及实验室检查进行综合判断。

（一）病史及临床表现

患者有病毒性肝炎患者接触史，6个月内有输血、注射血液制品等病史。患者有病毒性肝炎的临床表现。潜伏期：甲型病毒性肝炎平均约为30天，乙型病毒性肝炎为90天，输血所致的丙型病毒性肝炎为50天，戊型病毒性肝炎为40天。

（二）辅助检查

1.肝功能检查

肝功能检查主要包括ALT、AST等，其中ALT是反映肝细胞损伤程度最常用的敏感指标。1%的肝细胞发生坏死时，血清ALT水平即可升高1倍。总胆红素升高在预后评估上较ALT及AST更有价值。胆红素持续上升而转氨酶下降，称为"胆酶分离"，提示重型肝炎的肝细胞坏死严重，预后不良。凝血酶原时间百分活动度（PTA）的正常值为80%～100%，低于40%是诊断重型肝炎的重要指标之一。PTA是判断病情严重程度和预后的主要指标，较转氨酶和胆红素具有更重要的临床意义。

2.病原学检测

（1）甲型肝炎：检测血清HAV抗体及血清HAVKNA。HAV-IgM阳性代表近期感染，HAV-IgG在急性期后期和恢复期出现，属保护性抗体。

（2）乙型肝炎：HBsAg阳性是HBV感染的特异性标志。HBsAb阳性提示过去曾感染过或疫苗注射后有保护性抗体产生。HBcAb分为IgM和IgG型，IgM型见于急性乙型病毒性肝炎及慢性肝炎急性活动期，IgG型阳性见于乙型病毒性肝炎恢复期和慢性HBV感染。HBeAg阳性提示大量HBV存在于血液中，滴度高低反映传染病强弱。HBeAg阳性表示血清中的病毒颗粒减少或消失，传染性减弱。HBV-DNA主要用于观察抗病毒药疗效和判断传染性大小。

（3）丙型肝炎：HCV抗体阳性多为既往感染。

（4）丁型肝炎：需依赖HBV的存在而复制和表达，伴随HBV引起肝炎。

（5）戊型肝炎：由于HEV抗原检测困难，且抗体出现较晚，当抗体阴性时不能排除诊断，需反复检测。

3.影像学检查

影像学检查主要是B超，必要时可行磁共振成像（MRI）检查，主要观察肝脾大小，有无肝硬化存在，有无腹水，有无肝脂肪变性等。

六、治疗

妊娠期病毒性肝炎与非妊娠期的处理原则基本相同。

（一）非重型肝炎处理

治疗原则：护肝、对症、支持疗法。常用保肝药有葡醛内酯、多烯磷脂酰胆碱、腺苷蛋氨酸、还原型谷胱甘肽注射液、门冬氨酸钾镁等。这些药物都有助于肝功能恢复。必要时补充人血白蛋白、新鲜冰冻血浆等血液制品。

（二）重型肝炎处理

1.护肝治疗

人血白蛋白可促使肝细胞再生，改善低蛋白血症；肝细胞生长因子、胰高血糖素加胰岛素疗法可促进肝细胞再生；选用葡醛内酯、多烯磷脂酰胆碱、腺苷蛋氨酸为主的两种以上保肝药。

2.对症支持疗法

注意维持水和电解质平衡，可采用新鲜冰冻血浆与冷沉淀改善凝血功能。必要时可短期使用肾上腺皮质激素。酸化肠道，减少氨的吸收。肝肾综合征、肝性脑病、高钾血症、肺水肿时可考虑血液透析。

3.防治并发症

妊娠合并重型肝炎患者常出现多种并发症，主要有凝血功能障碍、肝性脑病、肝肾综合征、感染等。在临床救治中常需多学科协作。

4.防治感染

重型肝炎患者注意无菌操作、口腔护理、会阴擦洗等护理，预防感染；有计划地逐步升级使用强有力的广谱抗生素，最初时选用第二代头孢菌素类抗生素；使用广谱抗生素2周以上可经验性使用抗真菌药；使用丙种球蛋白增强机体抵抗力。

5.严密检测病情变化

包括肝功能、凝血功能、生化、血常规等指标，尤其注意PTA、总胆红素、转氨酶、白蛋白、纤维蛋白原、肌酐等指标。监测中心静脉压、每小时尿量、24小时出入水量、水及电解质变化、酸碱平衡、胎儿宫内情况。

（三）产科处理

1.孕前咨询

感染HBV的孕龄女性在妊娠前应行肝功能、血清HBV-DNA检测及肝B超检查。最佳的受孕时机是肝功能正常，血清HBV-DNA低水平、肝B超无特殊改变。孕前若有抗病毒指征，首选干扰素。因为干扰素的治疗疗程相对较短，一般在48周内，停药6个月后可考虑妊娠。口服抗病毒药需要长时间治疗，最好采用替比夫定、替诺福韦，该类药物可延续至妊娠期使用，且具有较强的抗耐药性。

2.妊娠期

妊娠合并病毒性肝炎经治疗后病情好转，可继续妊娠。治疗效果不好、肝功能及凝血功能指标继续恶化的孕妇，应考虑终止妊娠。

3.分娩期

非重型肝炎分娩方式以产科指征为主，对于病情较严重者或血清胆汁酸明显升高的患者可考虑剖宫产。

妊娠合并重型肝炎在短期内病情大多数难以康复，临床上应积极治疗，待病情稳定后选择有利时机采用剖宫产方式终止妊娠，即凝血功能、白蛋白、胆红素、转氨酶等重要指标改善并稳定24小时左右。妊娠合并重型肝炎常发生产时产后出血，剖宫产时可考虑行子宫次全切术。但对部分患者，如病情较轻，并发症少，特别是凝血功能较好、PTA接近40%，子宫收缩良好、术中出血不多，探查肝无明显缩小者，也可保留子宫。术中及术后应预防出血，可行子宫动脉结扎、B-Lynch缝合、子宫收缩药应用等。术后注意腹腔引流、导尿管、中心静脉插管、补液留置管等管道的护理；防治并发症，同时继续用广谱抗生素抗感染，补充凝血因子、人血白蛋白、护肝对症支持治疗。

4.产褥期

产后不哺乳者，回奶不用雌激素，以免损害肝功能，可口服生麦芽或芒硝外敷乳房。

第二节　妊娠合并重型肝炎临床诊疗与护理

一、妊娠合并重型肝炎的诊断要点

妊娠合并肝炎是妊娠期最常见的一种肝疾病，妊娠时出现黄疸和肝功能损害，半数以上均由病毒性肝炎引起，严重影响母婴安全，导致胎儿流产、早产、死胎、死产、畸形、新生儿死亡、母婴垂直传播；增加妊娠高血压的发生率，引起凝血功能障碍、DIC、产后出血，肝炎恶化发展为重型肝炎，发病率和病死率极高，故不容忽视。

（一）妊娠合并重型肝炎的诊断

重型肝炎分为急性、亚急性和慢性3种。妊娠合并重型肝炎多为急性重型肝炎，其诊断应根据流行病学、症状、体征、实验室检查全面分析。

1.急性重型肝炎

妊娠期孕妇出现黄疸、肝功能损害，肝炎病毒标志物检测首先符合病毒性肝炎的诊断。急性重型肝炎以急性黄疸型肝炎起病，2周内出现极度乏力、消化道症状明显，迅速出现Ⅱ级以上（按Ⅳ级划分）肝性脑病，凝血酶原活动度低于40%，并排除其他原因者，肝浊音界进行性缩小，黄疸急剧加深，或黄疸很浅甚至尚未出现黄疸，但有上述表现应考虑该病。

2.亚急性重型肝炎

症状出现是在15天至24周间，黄疸迅速加深，每日上升大于17.1μmol/L或血清胆红素高于正常10倍，可首先出现Ⅱ级以上肝性脑病，称脑病型；也有首先出现腹水及其相关综合征（包括胸腔积液）者，称为腹水型。

3.慢性重型肝炎

起病时的临床表现同亚急性重型肝炎，随病情发展而加重，凝血酶原活动度低于40%，血清总胆红素高于正常10倍。发病基础有慢性肝炎或肝硬化史；慢性乙型肝炎病毒携带史；无肝病、无HBsAg携带史，但有慢性肝病体征（肝掌、蜘蛛痣）；影像学改变（脾增厚）；生化检测改变（丙种球蛋白升高、白/球蛋白比值下降或倒置）；曾做肝穿刺支持慢性肝炎；慢性乙型肝炎或丙型肝炎，或慢性HBV携带者重叠甲型、戊型肝炎病毒或其他肝炎病毒感染时要具体分析，应除外由甲型、戊型肝炎病毒和其他型肝炎病毒引起的急性或亚急性重型肝炎。

（二）鉴别诊断

妊娠急性脂肪肝（AFLP），是妊娠期特发性肝病，与重型肝炎非常相似，曾被称为产科急性假性黄色肝萎缩，由Sheehan于1940年首先确定为独立疾病，也是严重影响孕妇健康的致死性的疾病，如能早期诊断、及时治疗，能改善预后。

1.与肝炎鉴别要点

（1）AFLP于妊娠晚期（30~40周）发病，起病急骤，不发生于产后，常见于双胎妊娠。

（2）恶心、反复呕吐、上腹痛，发热同时伴有黄疸进行性加深，伴不同程度高血压，短期内出现肝衰竭、肾衰竭、DIC。

（3）血清总胆红素（SB）大多小于171μmol/L，ALT大多小于400U，血尿酸增高数倍，血淀粉酶可升高，尿胆红素阴性（目前的观点不强调这点）。低血糖常见。白细胞计数增高（可高于$15.0×10^9$/L）。50%的血涂片可见核红细胞和（或）破碎红细胞。

（4）B超检查可见密集微波及出波衰减，CT检查显示表面密度衰减。

（5）肝炎病毒标志物检测阴性。

（6）肝病理检查，肝细胞呈微囊泡状，有严重脂肪浸润、变性、无肝细胞坏死。

2.妊娠合并重型肝炎诊断要点

首先符合病毒性肝炎诊断，在病程进展中出现上述临床表现，在实验室检查中符合下列四项之一或一项以上者，可诊断为重型肝炎。

（1）血清总胆红素（SB）＞171μmol/L。

（2）凝血酶原时间＞30秒。

（3）出现腹水或出血倾向者。

（4）胆红素升高，ALT下降，即胆酶分离现象。

二、妊娠合并重型肝炎的临床特点

重型肝炎是指病情严重，临床症状复杂，病死率高，严重危害人们健康的肝病。妊娠期由于肝负担重，重型肝炎的发生率是非孕妇的66倍，其发病急、病情进展快，短期内即可出现肝、肾衰竭，是我国孕产妇的主要死亡原因。妊娠合并重型肝炎至今尚无满意的治疗方法。因此，掌握妊娠合并重型肝炎的临床特点，对于及早诊断、治疗妊娠合并重型肝炎，降低病死率是十分必要的。

（一）出血倾向

（1）皮肤瘀斑、牙龈出血、鼻出血、尿血，特别是产后子宫出血，是产妇死亡的重要原因。主要是由于肝细胞严重受损，肝合成的多种凝血因子缺乏，导致凝血功能障碍。

（2）消化道出血、呕吐咖啡样或鲜红色血液，排柏油样粪便，便血，重者可致失血性休克。其原因如下。

①凝血因子合成减少，凝血功能障碍。

②肝门静脉高压，食管、胃底静脉曲张破裂出血。

③胃黏膜发生广泛性糜烂或溃疡。

（3）DIC，肠道性内毒素、病毒本身及其抗原抗体复合物能造成组织、血管内皮损伤，进而激活血液的外凝系统及内凝系统，引起微血栓形成诱发DIC。

（二）肝性脑病

早期表现行为异常、性格改变，可有兴奋、抑郁、失眠、易怒及无意识举动，检查出现扑翼样震颤，定向力或计算力减退；后期表现为意识障碍、嗜睡甚至昏迷，出现肝臭。分娩后更易出现精神神经症状且多为Ⅳ期肝性脑病。发病机制如下。

1.血氨及其他毒性物质的储积导致中毒

肝衰竭时，解毒功能减弱，以及肝门静脉高压时门腔静脉短路，导致氨及其他有毒物质进入血液循环并通过血脑屏障进入大脑，干扰脑的能量代谢，使中枢神经系统功能紊乱，发生肝性脑病。除胃肠道细菌腐化作用和尿素分解产生大量的氨外，上消化道出血、高蛋白饮食、便秘、感染及利尿药、大量放腹水引起的低钾、低钠血症都可致血氨升高。

2.假性神经递质作用

食物中的芳香族氨基酸如酪氨酸、苯丙氨酸等经肠菌脱羧酶的作用分别转变为酪胺和苯乙胺。若肝对酪胺和苯乙胺的清除发生障碍，此两种胺可进入脑组织，在脑内经β羧化酶的作用形成β羟酪胺和苯乙醇胺。后两者的化学结构与正常的神经递质去甲肾上腺素相似，但不能传递神经冲动或作用很弱，称为假性神经递质。当假性神经递质被脑细胞摄取并取代了突触中的正常递质，神经传导发生障碍，出现意识障碍与昏迷。

3.氨基酸代谢失衡，比例失调

正常时血浆支链氨基酸（BCAA）/芳香氨基酸（AAA）比值为3.0～3.5。肝衰竭时，由于胰岛素不能在肝中灭活而大量入血促使BCAA在肌肉中分解，使BCAA在血中浓度下降，同时AAA不能在肝内分解，加之肝和其他组织破坏加快，释放较多AAA，血中AAA浓度显著升高。血浆中支链氨基酸/芳香氨基酸比值下降，促使肝性脑病发生。

（三）肝肾综合征

无原发性肾病，突然出现少尿、无尿、自发性氮质血症等急性肾衰竭表现，发生率在50%左右。重型肝炎的肝肾综合征是功能性的，可能是由于肾血管的强烈收缩使肾皮质血流量减少，肾灌注降低，而造成肾血管收缩的确切原因尚不十分清楚。可能机制如下。

（1）认为肝和肾之间存在直接联系，肝严重受损时，由肝来源并作用于肾使肾血管扩张的若干因子合成或释放减少，肾血管收缩。

（2）肝功能不全所引起毒性物质蓄积，如内毒素不仅直接引起肾动脉强烈收缩，还可使白三烯、血栓素A_2（TXA_2）增多，白三烯能增大肾血管阻力，TXA_2使肾血管收缩，造成肾血流减少。

（3）肝还可通过肝肾反射来调节肾功能。

（四）感染

重型肝炎患者继发感染率达80%，尤其是肝性脑病或病程后期更易发生，产后产道感染及肝胆道感染较常见，还可发生肠道、呼吸道、泌尿系感染及原发性腹膜炎、败血症等。原因如下。

（1）肝清除肠源性微生物、内毒素等有害物质功能下降，机体免疫力减退。

（2）中性粒细胞功能异常，血清补体、纤维连接蛋白、调理素等水平低下。

（3）肠道菌群失调，肠道屏障功能不全，肠道细菌易位等。

（五）实验室检查

（1）胆红素增高：重型肝炎发病后常呈剧增型高度黄疸，血清总胆红素达171μmol/L以上，直接及间接胆红素均增高，黄疸越深病情越重，高于342μmol/L为极重症。

（2）转氨酶由高到低：谷丙转氨酶（ALT）和谷草转氨酶（AST）可升高为正常值的10~30倍。肝细胞坏死严重时，酶生成障碍，ALT、AST逐渐下降，与胆红素进行性升高不相一致，称为"胆酶分离"，常标志病情严重。

（3）血清白蛋白浓度下降，白、球蛋白比值变小，甚至倒置。当白蛋白低于25g/L时，可出现全身水肿及腹水。

（4）凝血功能差：凝血酶原时间（PT）较对照组延长3秒以上，凝血酶原时间百分活动度（PTA）低于40%，活化部分凝血活酶时间（APTT）较对照组延长10秒以上。并发DIC时，可见血小板动态下降，纤维蛋白降解产物（FDP）增多，凝血酶时间延长及D-二聚体增加等。

（5）血糖降低：肝组织大面积坏死致使肝糖原耗竭，肝糖原合成和异生作用减弱，肝内糖原储备减少，同时肝细胞内粗面内质网上的葡萄糖6-磷酸酶受到破坏，使肝糖原不能分解为葡萄糖，此外，肝对胰岛素灭活功能减弱，导致低血糖的发生。约40%急性重型肝衰竭患者血糖低于2.2mmol/L。

（6）胆固醇降低：胆固醇在肝细胞的微粒体合成，血清中胆固醇主要来自肝（60%~80%）。严重肝细胞损伤时，胆固醇合成减少，血清中胆固醇明显下降。

（7）肾功能不全：肾功能不全时，24小时尿量可少于400mL，甚至100mL，肌酐和尿素氮明显增加。

（8）电解质低：可出现低钾、低钠、低氯、低钙、低镁，若不及时治疗，影响预后。

（9）B超检查示肝缩小，肝实质回声增多、增强，有腹水时腹腔内可见液性暗区。部分伴有慢性胆囊炎声像及脾大。随黄疸加深而肝进行性缩小者预后不良，肝大者多存活。

三、妊娠合并重型肝炎的诊断与治疗

妊娠合并肝病严重危及母儿生命安全，占我国孕产妇死因顺位第6位，肝病中以病毒性肝炎较为多见，孕产妇病死率较高，约为18.2%。病毒性肝炎的分类通常根据病原学及临床表现来确定，按病原学可分为甲、乙、丙、丁型肝炎及戊型肝炎；按临床表现可分为急性、慢性肝炎及重型肝炎。5种肝炎病毒均能引起重型肝炎，且多发生于妊娠晚期，尤其是乙型与丙型、乙型与丁型肝炎病毒重叠感染为重型肝炎的重要原因，此外，孕妇感染戊型肝炎也易发生重型肝炎，我国重型肝炎的平均病死率为60%以上。

（一）重型肝炎的诊断及鉴别诊断

妊娠期重型肝炎的诊断较非孕期困难，尤其在妊娠晚期因可伴发其他因素引起的肝功能异常。故应根据流行病学详细询问病史，结合临床症状、体征及实验室检查进行综合判断。

1.临床诊断标准

（1）急性重型肝炎：起病急骤、病程在10天以内，患者常以神经精神症状为早期表现，如语言行为错乱、性格改变，继之嗜睡、昏迷、谵妄、抽搐或癫痫等；消化道症状严重。有的患者在黄疸出现前便已呈昏迷、肝萎缩、暴卒。肝浊音界进行性缩小，皮肤黏膜或消化道可呈现出血倾向。黄疸急剧加深，血总胆红素＞170μmol/L，且每日上升幅度≥于17μmol/L；血清谷丙转氨酶先明显升高，但随着病情进展迅速明显下降，呈胆酶分离现象；凝血酶原时间明显延长，达正常的1倍以上，胆固醇下降达2.5mmol/L以下，胆碱酯酶也明显下降。

（2）亚急性重型肝炎：病初类似一般急性肝炎，经2～3周后病情不见减轻，反而逐渐加重，黄疸进行性加深，发生肝大、腹胀及腹水，以后出现尿少、精神萎靡等，还可发生肝性脑病、出血和肝肾综合征。凝血酶原时间逐渐延长，血浆白蛋白、总胆固醇逐渐下降。部分可恢复，部分在发病后2周至6个月内死亡，一部分可发展为坏死后肝硬化。

（3）慢性重型肝炎：其发病基础如下。

①有慢性肝炎伴或不伴有明显的肝硬化病史。

②有慢性乙型肝炎病毒携带史。

③无肝病史及无乙型肝炎表面抗原携带史，但有慢性肝病体征（如肝掌、蜘蛛痣等）影像学改变（如脾增厚等）及生化检测改变者（如丙种球蛋白升高，白、球蛋白比值下降或倒置）。

④肝组织病理学检查支持慢性肝炎。

在上述基础上发生严重急性重型肝炎或亚急性重型肝炎。

2.组织病理诊断

（1）急性重型肝炎：肝细胞实质性坏死，坏死面积≥肝实质的2/3或亚大块性坏死，伴着活肝细胞的重度变性；坏死面积大于2/3肝实质者，多不能存活；肝细胞保留50%以上，肝细胞虽有变性及功能障碍，度过急性阶段，肝细胞再生可望迅速恢复，如发生弥漫性小泡性脂肪变性，预后往往较差。

（2）亚急性重型肝炎：肝组织新旧不一的亚大块坏死（广泛的3区坏死）；转陈旧的坏死区网状纤维塌陷，并可有胶原纤维沉积，残留肝细胞增生成团；可见大量小胆管增生和淤胆。

（3）慢性重型肝炎：病变特征表现为慢性肝病（慢性肝炎或肝硬化）的病变背景上，出现大块性（全小叶性）或亚大块性新鲜的肝实质坏死。

3.实验室检查

（1）血清病学检查：甲、乙、丙、丁、戊型肝炎病毒阳性。

（2）血清及尿胆红素测定：病毒性肝炎患者血清总胆红素增高，直接胆红素及间接胆红素均升高，重型肝炎起病后常呈剧增型。高度黄疸、血清总胆红素可达170μmol/L以上，黄疸越深病情越重。由于直接胆红素增加，它在水中溶解度大，可经肾排出，故尿胆红素也呈阳性。

（3）血清酶学测定：肝中有丰富的谷丙转氨酶（ALT）及谷草转氨酶（AST）。ALT大多存在于细胞质内，而AST多存在于肝细胞的线粒体内。当肝细胞受损时，首先细胞膜的通透性增强，胞质中ALT及AST释放入血，酶的活性升高，可为正常值的10～30倍，但ALT升高＞AST，使AST/ALT比值＜1，如肝细胞受损严重出现坏死时，线粒体内AST也释放入血，血清中AST明显升高，当AST/ALT比值＞1时常提示病情严重有肝细胞坏死。当肝细胞坏死严重时酶生成障碍明显升高，与黄疸不相一致，称此为"胆酶分离"，常标志病情严重。

（4）血清蛋白测定：肝是合成人体白蛋白及球蛋白的场所，重型肝炎时由于肝细胞损害严重，肝细胞合成白蛋白能力明显下降，而球蛋白合成有所增加，致血清白蛋白浓度下降，低蛋白血症，白、球蛋白比值变小甚至倒置，可出现全身水肿及腹水。

（5）血氨测定：氨基酸分解过程主要是脱氨作用所产生的氨部分在肝内合成尿素，部分经肾处理为无毒物质从尿中排出。重型肝炎出现急性肝坏死，处理氨的能力下降，血氨在体内蓄积成为肝性脑病的重要发病原因之一，当血氨超过127μmol/L，即出现肝性脑病。

（6）血液、凝血功能测定：血小板减少、血凝全套及DIC全套出现异常。

（7）肾功能监测：如出现肾功能不全时，测24小时尿量可少于400mL，甚至100mL。测血中尿素氮及肌酐明显增加，出现急性氮质血症。

（二）重型肝炎的治疗

1.处理原则

（1）对病情做出正确诊断和分析。

（2）稳定体内代谢环境，等待肝细胞再生。

（3）及时发现和处理严重并发症，预防性使用抗生素。

（4）考虑和准备肝移植。

（5）正确的妊娠处理。

2.重型肝炎的治疗

（1）绝对卧床休息，严格消毒隔离，防止交叉感染，应置重症监护室，专人护理，严格无菌制度，杜绝院内感染。

（2）饮食宜进低蛋白饮食，蛋白质≤20g/d，以防大量蛋白质分解产氨过多，引起或加重肝性脑病。应给高糖类、低脂肪，保证热量供给[6 279J/d（1 500kcal/d）]。

（3）保持水、电解质及酸碱平衡：重型肝炎由于肝对醛固酮灭活能力降低，常伴有液体潴留，如输液过多，极易诱发肺水肿、脑水肿，加重腹水，每日入液量应控制在1 000~1 500mL。注意钾、钠平衡，警惕低血钾、低血钠或高血钾、高血钠，应根据血浆离子测定随时加以矫正。重型肝炎由于多种代谢紊乱，易发生酸碱失衡，如呼吸性碱中毒、呼吸性碱中毒合并代谢性碱中毒，甚至出现呼吸性碱中毒、代谢性碱中毒、代谢性酸中毒三重酸碱失衡，必须动态监测动脉血气及酸碱水平，结合病情仔细分析并认真处理，以免恶性循环加重病情。

（4）护肝治疗

①葡醛内酯（肝泰乐）：剂量为0.4g/d，是葡萄糖醛酸的前体物质，葡萄糖醛酸为体内重要的解毒物质，能与肝内毒物结合成无毒的葡萄糖醛酸结合物而排出，且有保护肝的作用。

②谷胱甘肽（泰特）：剂量为0.6~1.2g/d，此药为甘油醛磷酸脱氢酶的辅基，是乙二醛酶及磷酸丙糖脱氢酶的辅酶。参与体内三羧酸循环及糖代谢，能激活多种酶，从而促进脂肪、蛋白质及糖类代谢，可保护肝。

③甘草酸二铵（甘利欣）：剂量为30~40mL/d，静脉滴注，能够减轻炎性细胞浸润，保护肝细胞膜及改善肝功能。

④多烯磷脂酰胆碱（易善复）：剂量为15mL/d，静脉滴注，含天然胆碱磷酸二酰甘油和多量不饱和脂肪酸，前者疾病状态下能替换受损的细胞膜和其他膜性结构上的磷脂，激活细胞膜受体，帮助膜的修复。

（5）防治肝性脑病：目前有3种学说，即氨中毒说、假性神经递质说及氨基酸代谢失衡说。临床上常按这些学说指导治疗。

①减少血氨产生：清洁肠道与改变肠道pH值，酸化肠道以减少氨的吸收，口服乳果糖（30g/d）及灌肠治疗（生理盐水100mL，乳果糖30mL，诺氟沙星1g）；抑制肠道菌丛生长和易位，口服新霉素2~4g/d或甲硝唑1.2g/d。

②给脱氨药物：过去应用的谷氨酸钠，因含大量钠离子，有水钠潴留之虑，故近年已不主张使用，代之多用醋谷胺，每日量600mg溶于10%葡萄糖溶液中。通常根据患者的环境，偏于碱中毒时，可选用精氨酶每日10~20mg，加入葡萄糖液中静脉滴注；偏于酸中毒时，可用醋谷胺，每日0.5~1g，静脉滴注，此药易通过血脑屏障，具有神经传递体和载体作用，无水钠潴留的不良反应。门冬氨酸鸟氨酸注射液（阿波莫斯，10g/d）可促进体内氨的转化与尿素的合成，减少慢性肝病时血氨水平。

③补充支链氨基酸：近年认为蛋白质代谢障碍是肝性脑病的病理基础，特别是血清支链氨基酸（BCAA）减少，芳香氨基酸（AAA）增多，两者比例失调更为重要，于是采用补充支链氨基酸防治肝性脑病，常用制剂为六合氨基酸、肝胺（复方氨基酸注射液）等，其中亮氨酸、异亮氨酸、缬氨酸为支链氨基酸，可纠正或补充支链氨基酸不足，门冬氨酸和鸟氨酸是三羧酸循环和鸟氨酸循环的重要物质，对保护肝细胞有重要作用，谷氨酸则具有降血氨作用。每日2次，每次250mL加等量葡萄糖液，静脉滴注，7日为1个疗程，疗效较好，具有肝醒灵之称。

④防止脑水肿：保持头部10°~30°前倾，限制入水量，20%甘露醇125~250mL，静脉滴注，适度头部低温疗法。

（6）纠正各种代谢紊乱：包括重型肝炎所致的低凝血因子，低蛋白血症和低血糖。

①纠正低凝血因子：可补充新鲜血浆、冷沉淀、新鲜血、凝血酶原复合物，均含丰富凝血因子，每瓶凝血酶原复合物相当200mL新鲜血浆的凝血因子Ⅱ、Ⅳ、Ⅸ、Ⅹ的含量（200U），1次可输注400~800U，能有效地防治血凝障碍所

致多部位出血。此外，尚可静脉注射维生素 K_1，每日2次，每次 $10 \sim 20mg$，能促进凝血因子 Ⅱ、Ⅳ、Ⅸ、Ⅹ 等合成。如合并DIC时有人主张临产前可给肝素，但因肝损害严重，对肝素灭活作用降低，故应使用小剂量，而且在临产后停止使用，以免发生难以控制的出血或形成血肿，必须同时输入新鲜血、血浆制品以补充凝血因子。

②纠正低蛋白血症：每日或隔日输注入体白蛋白（$50 \sim 200mL/d$），它能直接被机体利用，减少体内原有蛋白质消耗，从而减轻肝细胞的负担，有利于防止肝细胞坏死和低蛋白血症，促进肝细胞再生，还可增加循环血容量维持血浆渗透压，改善组织水肿及腹水。

③纠正低血糖：重型肝炎常伴有低血糖，这是由于肝细胞坏死，糖原合成和异生作用降低，导致肝内糖原储备减少，同时肝细胞内粗面内质网上的葡萄糖6-磷酸酶也受到破坏，使肝糖原不能分解为葡萄糖所致，如血糖低于 $2.8mmol/L$，则可出现面色苍白、出冷汗、四肢震颤，甚至晕厥等低血糖表现。此时应立即用快速法测定血糖，按需补充 $10\% \sim 20\%$ 葡萄糖至血糖正常为止。

（7）处理消化道出血：除补充凝血因子外，还应给予抑制胃酸保护胃黏膜的药物，如奥美拉唑40mg静脉注射，每天1次。或法莫替丁等。

（8）防治肝肾综合征：关键在于积极治疗原发病，维持足够血容量和正常尿量，当发现少尿或无尿时在补足血容量后，可静脉注射大剂量呋塞米，每次 $60 \sim 80mg$，必要时2～4小时重复1次，若仍无效，应及时给予血液透析。

（9）免疫治疗与抗病毒治疗：短期使用肾上腺皮质激素地塞米松20mg/d，可促进胎肺成熟，同时对改善中毒症状，抑制免疫反应有一定作用。胸腺素 a_1（日达仙，1.6mg/d）是一种人工合成，由28个氨基酸组成的高纯度的多肽，且有提高机体免疫功能，减少炎症介质和促进肝细胞再生的疗效。丙种球蛋白（5g/d）也有增加机体免疫功能的作用。

抗病毒治疗目前无成熟的观点和结论，常用的药物有拉米夫定（100mg/d），它是嘧啶核苷类抗病毒药，能抑制乙型肝炎病毒反转录酶活性，减少DNA合成，同时使肝细胞膜上的靶抗原表达减少，降低细胞毒性T细胞对感染肝细胞的攻击。

（10）促进肝细胞再生，防止肝细胞坏死：胰高糖素-胰岛素疗法：胰高糖素1mg，胰岛素10U，加入10%葡萄糖溶液500mL中静脉滴注，每天1次，此法能作用于肝细胞受体，启动肝内DNA合成，促进肝细胞再生和防止肝细胞进一步坏死。

①肝刺激生长因子：原空军广州医院从乳猪肝中提取小分子多肽类活性物质，称为促肝细胞生长素（PHGF），为冻干粉剂，每瓶含多肽20mg，每次80～100mg，加入10%葡萄糖溶液100mg中静脉滴注。该制剂能刺激肝细胞DNA合成，促进肝细胞再生，增加库普弗细胞的吞噬功能，减轻内毒素血症，阻断肝衰竭发生的重要环节，同时通过阻断自由基的脂质过氧化对肝细胞膜起保护作用。据报道该制剂用后可明显降低病死率。

②前列地尔（前列腺素E_1）：剂量为20～40μg/d，可提高肝细胞内环磷腺苷含量，抑制磷酸酯酶活性，对肝细胞、线粒体膜有保护作用。

③门冬氨酸钾镁注射液：剂量为20mL/d，加入葡萄糖溶液静脉滴注，可促进肝细胞再生，降低高胆红素血症，使黄疸消退。肝肾综合征出现高血钾时慎用。

④胎肝细胞悬液：剂量为200mL/d。胎肝细胞中含有肝细胞生长刺激因子、多种重要微量元素和氨基酸，但可引起畏寒、发热、胸闷、气促等不良反应。

（11）人工肝支持系统及肝移植：该系统是近年来出现的新技术，是用人工方法清除血循环中肝衰竭而产生的有害物质的一系列装置。应用此装置可使肝代谢功能得到一定程度代偿，从而为肝细胞的再生赢得时间，度过危险期获得康复。因受条件限制，在我国尚不能普及。目前主要有血液灌流、血浆置换、培养肝细胞型生物人工肝等，均有一定疗效。肝移植是终末期肝病的最终治疗手段，目前国内有多例孕妇肝移植成功的报道，但费用昂贵。

（12）产科处理：妊娠合并重型肝炎的早孕患者待病情稳定后宜施行人工流产术。对于中、晚期妊娠患者，由于分娩创伤与出血会增加肝负担，母婴耐受差，产后病情多数急剧恶化，治疗上提倡先给综合治疗，稳定病情，选择恰当时机终止妊娠，以提高母婴存活率。终止妊娠的时机为：治疗后病情平稳或胎儿窘迫，且胎儿已可宫外存活；临产；经积极治疗病情无好转，而胎儿已可存活。目前倾向于用剖宫产方式终止妊娠，不合并DIC者积极治疗24小时后剖宫产，合并DIC者适当纠正后予以手术，可选用硬膜外麻醉，术中、术后避免使用镇静药。取出胎儿后视出血情况果断决定切除子宫与否，严防产后大出血的发生，术中探查肝、脾大小等情况，冲洗盆腹腔及伤口，放置腹腔引流管。术后加强抗感染，支持治疗，对症处理，防治并发症。

四、妊娠合并重型肝炎的监测

妊娠合并重型肝炎病情多变，发展迅速，需严密观察，才能对病情做出正确的判断，从而随时调整治疗方案，提高抢救成功率。总的来说，妊娠合并重型肝炎的监测包括肝功能的监测及并发症的监测。

（一）肝功能的监测

主要通过临床症状及一些与肝功能密切相关的生化指标监测。

1.一般情况及消化道症状

重型肝炎患者全身情况极差，乏力，恶心，呕吐等消化道症状严重，甚至出现中毒性鼓肠等。病情好转时一般情况与消化道症状可改善。相反，一般情况与消化道症状恶化时应警惕病情加重。

2.凝血酶原时间（PT）及凝血酶原时间活动度（PTA）

国内外学者公认，动态观察PT和PTA的变化是判断肝衰竭预后的重要指标。许家璋报道，PTA与肝组织坏死程度密切相关。凝血酶原是肝合成的重要凝血因子，它在血液中含量反映了肝的合成功能，PTA水平的高低反映了肝组织的坏死程度。动态观察患者PTA下降的速度和数值，对肝衰竭患者预后的判断有极重要的意义。在临床实践中要注意输注凝血因子对结果的影响。

3.血清总胆红素

胆红素代谢主要在肝内进行，国内外报道均认为，高胆红素血症在肝衰竭患者预后的判断中有显著意义。原解放军302医院（现解放军总医院第五医学中心北院区）1995年统计的328例病毒性肝衰竭患者中，凡总胆红素超过正常值20倍者，病死率达74.1%。国外学者Davis报道6例存活者仅一例总胆红素超过342μmol/L，10例死亡者中8例大于此值。但有时患者过快死亡，胆红素尚未来得及升高，故数值高低有时不能很好反映预后，动态的观察是更好的指标。另外，在胆红素的构成中，间接胆红素更反映肝实质的损害，而直接胆红素反映肝胆道梗阻，故两者的比例对预后的判断亦有意义，直接胆红素比例高的患者预后较好。

4.AST/ALT比值

许多学者认为AST/ALT比值可反映肝细胞损伤的严重程度。由于AST主要存在于肝细胞内各种细胞器，而ALT主要存在于细胞质，故受到较轻的损伤时，先是ALT升高，AST/ALT比值较低；而当肝细胞受损坏死较重时，AST释出，则AST/ALT比值上升，故两者比值可作为肝细胞受损轻重的指标。

5.血清胆固醇

胆固醇在肝细胞的微粒体合成，合成过程中需经多次酶促反应，血清中80%胆固醇来自肝脏，严重肝细胞损伤时，胆固醇在肝内合成减少，血清中胆固醇值明显下降，故可作为病情观察指标之一。

肝脏是维持血糖正常的主要器官，大量肝组织坏死时肝内糖原耗竭，无法补充血糖，肝衰竭时可出现明显的低血糖。在临床实践中，常需不断补液，补液中的葡萄糖对检测结果有影响，故运用血糖来观察病情需注意补液对结果的影响。

6.胆碱酯酶

胆碱酯酶在肝内合成，其活性反映肝的合成功能，肝功能受损时，血清胆碱酯酶下降。病情变化时，胆碱酯酶也相应变化，故监测胆碱酯酶变化可了解肝功能的变化。

7.血氨

氨主要在肝内进行代谢转化，通过检测血氨可了解肝功能，观察其变化可对病情的变化做出估计。Colombi报道血氨低于110μmol/L者71%存活，高于110μmol/L者仅9%存活。2000年顾长海等对565例肝衰竭患者血氨进行统计分析，发现病死率与血氨在0.05水平上有显著的正相关。

8.甲胎蛋白（AFP）*

多数学者认为对肝衰竭患者动态检测AFP可作为肝细胞再生的指标。在应用中注意孕期AFP本身随孕周而变化，正常产后AFP逐渐下降。

9.肝大小

肝大小反映肝细胞坏死的程度。临床实践中，对肝大小的估计，主要通过肝浊音界的叩诊、B超等影像学及手术中探查来判断。肝不缩小的患者预后好。

（二）并发症的观察

妊娠合并重型肝炎病情复杂，累及全身各器官系统，易出现多种并发症。这些并发症相互作用，可使病情进一步加重，间接或直接引起患者死亡。并发症越多，并发症越严重，预后越差。

1.肝性脑病

早期表现行为异常、性格改变，可有兴奋、抑郁、失眠、易怒及无意识举动，也可有扑翼样震颤，甚至出现定向力或计算力减退。后期则表现意识障碍，由嗜睡进而转入肝性昏迷，即肝性脑病。

检查有肝臭，肝性脑病患者呼气中具有特殊的臭味（似尸体或腐烂水果味），肝性脑病所特有。一般认为是由患者肺部排出含有硫醇的挥发性气体。在正常情况下这种气体由肝清除，不经肺部排出。肝臭的程度可表示肝坏死的程度和病情的轻重。

在观察中注意与脑水肿和脑出血等进行鉴别，必要时行脑CT、MRI等检查。

2.肝肾综合征

肝肾综合征是重型肝炎较常见和严重的并发症，是多器官功能衰竭的一种表现，多是功能性的。临床特征为无原发肾病史，迅速出现少尿或无尿、氮质血症等急性肾衰竭表现。肝肾综合征与有效血容量降低有关。往往是在肝功能改善后肾功能才好转。对于严重肝病患者，需精确监测尿量情况，一般每小时计尿量1次，观察尿量变化，并参考血肌酐、尿素氮，及时做出处理。

3.消化道出血

肝衰竭患者发生上消化道出血最常见原因是急性弥漫性胃黏膜腐蚀性糜烂，尽管存在肝门静脉高压，但食管静脉破裂出血不多见。

上消化道出血常有多种表现形式。患者多突然出血而无明显先兆，出血表现为大量呕吐鲜血，血压下降，休克。部分患者在出血速度上可呈缓慢持续渗血，未必有呕血，但有黑粪甚至暗红色血便。

4.感染

许多研究表明，80%的重型肝炎患者可发生细菌和真菌感染，部分患者还可同时有多部位和连续多次由不同病原体引起的感染。常见的感染有自发性腹膜炎、肺部感染、败血症、尿路感染、肝胆道感染及真菌感染等。

感染的诊断要依靠临床诊断和细菌学诊断两个方面。

（1）临床诊断：主要包括在临床上出现的各种感染征象，如发热、白细胞升高、C反应蛋白升高、原有病情急剧恶化及各系统感染出现的特有症状等。在重型肝炎中，由于免疫力的改变，有时合并严重感染时并无常见的发热、白细胞升高等。Munoz强调，肝衰竭患者出现以下情况，应考虑感染的存在：①不明原因的血压下降；②全身血管阻力降低；③不明原因的尿量减少，而心血管充盈压正常；④肝性脑病恶化而颅内压无相应升高；⑤发生严重酸中毒；⑥合并弥散性血管内凝血。

（2）细菌学诊断：主要是相关标本的细菌学培养结果，对可疑感染患者，注意取血标本、痰、中段尿、分泌物、腹水、羊水等进行培养加药敏试验。

5.水电解质、酸碱平衡紊乱

肝脏是体内代谢最活跃的器官，在维持水电解质、酸碱平衡中起着很大作用。急性肝衰竭时，常出现水电解质、酸碱平衡紊乱，严重时危及生命。在监测上注意每日出入量的对比、中心静脉压测定及体重的观察，并每日一定次数的血清生化检测。

第三节　妊娠期急性脂肪肝临床诊疗与护理

妊娠急性脂肪肝（AFLP）是一种少见的临床综合征，其发病率为（1～5）/10万，大多发生在妊娠晚期，多见于初产、多胎孕妇，低体重、双胎可能是危险因素。AFLP产妇病死率约18%，婴儿病死率约23%，60%的患者需进入ICU进行治疗。AFLP主要病变为肝脂肪变性，起病急骤，病情凶险，大量肝细胞在短时间内快速发生脂肪变性，以黄疸、凝血功能障碍和肝功能急剧衰竭为主要特征，同时伴有大脑、肾等多脏器功能不全。因此，认识和掌握妊娠期急性脂肪肝的早期诊断、及时治疗和终止妊娠十分必要，有利于降低母儿病死率。

AFLP的病因至今尚不清楚，可能与孕期激素变化使脂肪酸代谢发生障碍，致游离脂肪酸堆积在肝、肾、胰、脑等脏器，造成多器官损害有关。近年来有人提出AFLP可能是先天遗传性疾病。此外，AFLP可能与营养不良、病毒感染、化学中毒、药物（如四环素）、妊娠高血压综合征等多因素对线粒体脂肪酸氧化的损害作用有关。

一、临床表现

尽管AFLP可发生于妊娠中期及产后，但多发生于妊娠晚期，孕32～35周，平均在38孕周；多见于初产妇和多胎妊娠者，近年也见再次妊娠后复发的报道。AFLP的临床表现形式变化很大，但一般认为有脂肪肝的孕妇多持续1～2周的不适，如恶心、呕吐及腹部疼痛、疲劳和黄疸的出现；有些患者可出现轻度至重度的低血糖，并可发展为肝性脑病和凝血功能障碍。约50%的患者合并有先兆子痫但往往血压没有明显改变。实验室检查经常发现转氨酶明显升高，同时伴有中性粒细胞增高，病情进一步进展可出现血小板减少、低蛋白血症、尿酸水平上升和急性肾损伤。因此AFLP可致母儿病死率明显增加。以往认为，该病一经发现，就已经进入很严重阶段，而现在研究发现也有轻度的AFLP者。虽然在疾病的早期阶段症状不明显，但疲乏、不适和头痛见于大多数患者。绝大多数患者起病迅猛，70%的患者有恶心和呕吐，50%～80%的患者有右上腹痛或上腹痛，1～2周后出现渐进性黄疸，但很少伴有瘙痒。如果能在疾病的早期阶段或肝外并发症发生之前及时阻断病程，则母儿预后良好。发病初期并无特异性症状和体征，所以当临床上出现以下情况时要考虑有无AFLP可能。

（1）孕晚期出现恶心、呕吐、上腹部不适等消化道症状。

（2）妊娠期妊娠高血压综合征合并低血糖、低纤维蛋白原、凝血酶原时间延长。

（3）出现不明原因的牙龈出血，治疗无效。

（4）妊娠期出现肝功能损害。

多数严重病例，迅速发生肝衰竭，肝性脑病占60%，55%发生严重凝血功能障碍，50%伴发肾衰竭，此外可见胰腺炎等多脏器损害。死亡原因多为内科并发症引起如消化道出血，败血症或急性呼吸窘迫综合征。

二、诊断

近年来，随着对AFLP的认识及诊断水平的提高，早期诊断和识别轻型病例是改善预后的关键，是减少AFLP严重并发症、降低母儿病死率的前提。AFLP早期症状不明显，妊娠晚期无诱因出现以消化道为主的症状，包括疲乏、恶心、呕吐、右上腹痛及黄疸，病情发展迅速，患者很快出现出血、高血压、先兆子痫、

DIC、少尿、心动过速，甚至昏迷，大多数患者血糖偏低，严重者可出现持续性低血糖。目前该病诊断临床上主要基于临床表现和实验室检查。

（1）有研究者提出下列诊断标准中有6项及以上异常时可诊断AFLP：

①妊娠晚期出现呕吐；

②上腹部疼痛；

③多饮或多尿；

④脑病；

⑤血胆红素＞14μmol/L；

⑥低血糖＜4mmol/L；

⑦尿酸＞340μmol/L；

⑧白细胞＞11×10^9/L；

⑨腹水或超声提示肝区弥散的密集光点，呈雪花状，强弱不均；

⑩门冬氨酸氨基转移酶或丙氨酸氨基转移酶＞42U/L；

⑪血氨＞47μmol/L；

⑫急性肾损伤（血肌酐＞150μmol/L）；

⑬凝血病（凝血酶原时间长于14秒，或活化的部分促凝血酶原激酶长于34秒）；

⑭肝活检提示微泡脂肪变性。

（2）也有研究认为出现下列异常应考虑AFLP：

①突发的无原因的恶心、呕吐、上腹痛和进行性黄疸；

②妊娠女性无肝病史及肝炎接触史，各种肝炎标志物阴性；

③肝、肾功能异常，ALT、碱性磷酸酶、血清胆红素升高，以结合胆红素为主，尿胆红素阴性，尿酸、肌酐、尿素氮均升高；

④持续低血糖；

⑤白细胞计数升高，血小板计数减少；

⑥凝血功能障碍；

⑦超声提示肝区弥散的密集光点，呈雪花状、强弱不均，有肝萎缩者可见肝缩小；

⑧肝穿刺活检病理变化为肝细胞胞质中有脂肪小滴，表现为弥散性微滴性脂肪变性，炎症、坏死不明显，肝小叶完整。

实验室检查中的一些特点可能更有益于临床诊断，如白细胞增高，一般为（20～30）×10⁹/L、高者可达（50～60）×10⁹/L，中性粒细胞增高并有中毒性颗粒；血小板减少，往往低于100×10⁹/L，有出血倾向；有时可见幼红细胞，及嗜碱性点彩红细胞，此细胞来源于肝内髓外造血灶，这一血象特征在病毒性肝炎和重度妊娠高血压综合征中均见不到，被认为是诊断AFIP的敏感指标。血清胆红素增高多在170μmol/L左右，以结合胆红素为主，严重患者可达302μmol/L以上。血清谷丙转氨酶（ALT）大多低于300U/L，常出现"胆酶"分离现象，即血ALT于发病初期升高，但不因病情恶化随胆红素增高而继续升高，有时反而下降。血清碱性磷酸酶明显升高。持续性重度低血糖是AFLP的一个显著特征，常可降至正常值的1/3～1/2，可低至0.55～2.20mmol/L。血浆白蛋白减少，白蛋白可低至15g/L，呈明显的低蛋白血症，严重时可出现白/球比例倒置。血氨在AFLP早期就升高，出现昏迷时高达正常值的10倍；如血氨高于150μmol/L时，即可出现意识障碍。血尿酸普遍增高，高尿酸血症甚至可先于临床表现，对早期诊断有一定帮助。

国外学者将AFLP分为两型。

①致死型：常有昏迷和严重肾衰竭及DIC。

②非致死型：可有嗜睡而无昏迷，肾功能损害轻，DIC症状亦轻。

AFLP与先兆子痫、HELLP综合征之间的关系报道不一，约20%存在高血压、水肿或先兆子痫。高胆红素血症、高尿酸血症、凝血障碍及低血糖在AFLP和先兆子痫两者中都可见到。在先兆子痫、HELLP综合征及AFLP中均可见到肝的微滴性脂肪浸润。有人认为AFLP是先兆子痫的不同表现类型，是先兆子痫、HELLP综合征最严重的表现形式或阶段。由于它们的临床表现、实验室及病理方面相互交叉重叠，在临床上完全鉴别诊断AFLP与伴或不伴有HELLP综合征的先兆子痫存在困难。不过，有学者认为AFLP和HELLP综合征有共同特征：血清转氨酶和血清胆红素升高、出血倾向和肾衰竭。临床特征和实验室检查结果有较多相似处，但HELLP综合征不存在低血糖，这是两者间一个很重要的鉴别要点。

三、治疗原则

早期诊断和及时终止妊娠及有效的支持疗法是治疗的关键。

（一）及时终止妊娠

一旦临床确诊为AFLP或临床上高度怀疑有AFLP时，无论病情轻重、病程早晚，均应尽快终止妊娠。随着对AFLP警惕性的不断提高，对轻型病例及早诊断，在肝外并发症发生之前终止妊娠，母儿预后已得到明显改善。由于AFLP多发于妊娠晚期，胎儿已基本成熟或接近成熟，对产科医师来说，及时做出终止妊娠的决定不困难，但由于孕妇酸中毒的存在，多数胎儿不能耐受分娩，应根据母儿的具体病情确定分娩方式。当存在凝血功能障碍时，剖宫产有一定的危险，应注意积极纠正凝血功能障碍。终止妊娠的方式是剖宫产还是经阴道分娩，目前尚无一致意见。一般认为宫颈条件差或胎位异常者，因力求迅速分娩，多采用剖宫产，术中采取局部麻醉或硬膜外麻醉，不用全身麻醉以免加重肝损害。若胎死宫内，宫颈条件差，短期不能经阴道分娩的也应行剖宫产分娩。即使发生DIC，在一定治疗配合下也应行剖宫产，必要时切除子宫，可以减少肝功能进一步损伤，缩短肝功能恢复时间，提高母儿存活率。若条件许可，胎盘功能好，引产阴道分娩的结果也较好。

（二）血浆置换

患者经综合基础疗法治疗，病情仍继续发展，合并多脏器衰竭，可行血浆置换。血浆置换治疗可清除血液内的激惹因子，补充大量的凝血因子改善凝血功能，减少血小板聚集，消除血液中高浓度的胆红素、尿素等有害物质，促进血管内皮修复，可迅速改善肝功能和肝性脑病。血浆置换可以部分代替肝功能，清除肾素-血管紧张素等血管活性物质，补充血浆蛋白、调理素、免疫球蛋白等生物活性物质。床边持续肾替代技术（CRRT）可持续滤过和吸收各种中大分子的炎症介质，清除体内致病物质，改善机体免疫功能，重建机体内环境稳定状态；还可以改善脏器的血液灌流和功能，形成良性循环改善肾功能，有利于机体的恢复。此治疗方法国外多用，并取得较好疗效。刘长文等曾对12例AFLP多脏器衰竭患者进行治疗，均获得成功。

（三）综合治疗

综合治疗是成功治疗本病的保障。应严密监测血糖、防止低血糖（血糖<

2.8mmol/L）的发生。葡萄糖是脑组织活动的主要能源，严重低血糖会引起大脑功能障碍，导致意识恍惚、抽搐、惊厥甚至昏迷、死亡。不仅如此，急性血糖下降还可加重脑水肿。低血糖者需要在补充大量的葡萄糖液体的同时监测血糖水平及水、电解质。出现凝血障碍时，需要输注大量的新鲜冰冻血浆、血小板、凝血酶原复合物及补充血浆因子。提供充足热量，纠正低蛋白血症，纠正酸中毒。补充维生素C、支链氨基酸、三磷腺苷（ATP）、辅酶A等，使用对肝肾功能损害小的广谱抗生素，慎用镇静药及止痛药，使用H_2-受体阻滞药防止应激性溃疡，一旦出现呼吸功能障碍（氧合指数<300）即应行早期呼吸机支持，防止低氧血症致肝、肾功能恶化。患者如出现多器官功能障碍，通常要在终止妊娠数天以后病情才趋稳定。

（四）肝移植

目前已有AFLP行肝移植成功的报道，但患者肝具有潜在逆转能力，因此，不应过早考虑肝移植，只有经各种方法治疗病情仍进展恶化，造成不可逆性肝损害时才考虑肝移植。

第四节　妊娠期肝内胆汁淤积症临床诊疗与护理

妊娠期肝内胆汁淤积症（ICP），是妊娠期特有的疾病，常发生于妊娠中、晚期，临床上以皮肤瘙痒，生化上有肝内胆汁淤积的血液学指标异常，病程上以临床表现及生化异常在产后迅速消失或恢复正常为特征。主要危害胎儿，引起早产，羊水胎粪污染和死胎，产时胎儿窘迫甚至死产，增加围生儿病死率，本病具有复发性。

一、疾病特点

（一）诊断要点

ICP在妊娠中、晚期出现瘙痒，或瘙痒与黄疸同时存在，分娩后迅速消失。

1.瘙痒

ICP是以妊娠中、晚期无皮肤损害的皮肤瘙痒为主要特点，通常起于孕28～32周，但也有早至孕12周的。通常瘙痒开始于手掌、足掌及肢体远端，之后向近端进展，严重病例可累及面部、颈部及耳部。但一般极少引起黏膜表面瘙痒。这种瘙痒一般用搔抓不能缓解，瘙痒可为持续性或为间断性，可为全身性也可为局限性。严重者可以波及全身，且夜间较重，无法入睡。到目前为止，ICP患者瘙痒的原因还不是很清楚，80%的患者症状出现于孕30周之后，少数患者症状出现于孕25周之前，瘙痒多在产后数天消退，多数患者瘙痒症状在产后2天内消失。

2.黄疸

在所有ICP患者中约20%表现为轻度黄疸，通常在瘙痒出现后10天内出现黄疸，仅见于巩膜，无发热，常伴有尿色加深及高胆红素血症。血清胆红素常于产后1周内恢复到正常水平。

3.消化道症状

少数患者可有厌食、恶心及呕吐，但体检时肝区一般无压痛，肝大小也在正常范围，可以胜任日常工作。

4.实验室检查

（1）血清胆汁酸的测定：ICP最特异性的生化指标是血清总胆酸水平升高，升高幅度可达正常水平的10～100倍，并随着病情严重程度而上升，胆酸水平升高预示数日内即可能出现临床症状，胆酸的升高较肝酶异常要早，因而血胆酸的测定可用于ICP的早期诊断，血胆酸为诊断ICP较敏感的生化指标之一。

（2）血清酶的测定：20%～60%的患者有血ALT升高，可达到正常水平的2～10倍，不同碱性磷酸酶水平患者升高幅度差别较大，但其诊断价值不如胆酸升高者及ALT升高，因为孕中、晚期胎盘也能产生碱性磷酸酶。

（3）血清胆红素测定：有显性黄疸的患者，血清总胆红素和直接胆红素水平轻、中度升高，17%的患者直接胆红素可达85.5～136.8μmol/L（5～8mg/dL）而总胆红素一般在20.5～85.5μmol/L（1.2～5mg/dL）。

（4）尿三胆测定：尿胆素、尿胆原、尿胆红素阳性。

（二）鉴别诊断要点

诊断ICP需排除其他能引起瘙痒、黄疸和肝功能异常的疾病。ICP一般无发热，无右上腹触痛，也无过高水平的血胆红素。若有这些情况出现首先要考虑是否为肝炎；若有频繁呕吐，精神状态的改变，凝血功能异常或高血压，则应先考虑是否为妊娠期急性脂肪肝或先兆子痫。ICP患者的症状在产后应当很快消失，若产后仍不消失，则要考虑其他原因的胆汁淤积，如原发性胆管性硬化等。

二、治疗

治疗目的是缓解瘙痒症状，恢复肝功能，降低血胆酸水平，注意胎儿宫内状况的监护，及时发现胎儿缺氧并采取相应措施，以改善妊娠结局。

（一）一般处理

适当卧床休息，取左侧卧位以增加胎盘血流量，给予吸氧。用高渗葡萄糖、维生素类及高能量制剂，既保肝又可提高胎儿对缺氧的耐受性。

（二）药物治疗

评价药物的疗效需同时观察母体瘙痒症状的改善，胆汁淤积生化指标的改善情况及围生儿预后有无改善。临床上使用较多的药物有以下几种。

1.地塞米松

地塞米松能够通过胎盘抑制胎儿肾上腺脱氢表雄酮的分泌，减少雌激素生成以减轻胆汁淤积。地塞米松还能促进胎肺成熟，以避免早产而发生的新生儿呼吸窘迫综合征。

2.预防早产

利托君或硫酸镁。ICP先兆早产率近20%，近90%发生于32周，先兆早产病例中发生死胎几乎占所有ICP死胎的50%，因此，妊娠32周后有效预防、治疗ICP先兆早产对降低围生儿病死率有重要意义。

3.S-腺苷基-L-蛋氨酸

近年来S-腺苷基-L-蛋氨酸（SAMe）是国外研究较多、效果良好的新型抗胆汁淤积的药物，对急、慢性肝病，妊娠和药物引起的ICP均有疗效。未见对孕妇及胎儿的不良反应报道，还可降低早产率。

4.熊去氧胆酸（UDCA）

口服可以改变胆汁酸的成分，替代肝细胞膜上毒性大的内源性胆酸，抑制肠道对疏水性胆酸的重吸收而改善肝功能，降低胆酸水平，改善胎儿-胎盘单位的代谢环境，从而延长胎龄。

5.考来烯胺

考来烯胺为一种强碱性离子交换树脂，口服后不被吸收。它与胆酸结合，从粪便中排泄，从而阻滞了胆酸的肝肠循环，降低了血清胆酸的浓度，对瘙痒有一定的疗效，但不能改善血液的生化指标及胎儿的预后。考来烯胺影响脂肪、维生素K及其他脂溶性维生素的吸收。

6.苯巴比妥

苯巴比妥是一种酶的诱导剂，可以促进肝细胞增加胆红素与葡萄糖醛酸结合的能力，因而增加肝除去胆红素的能力，但孕期不宜长期连续服用此药。

7.人血白蛋白或血浆

人血白蛋白或血浆有利于游离胆红素的结合，减少胆红素进入胎儿体内，亦可提高绒毛间隙的血流灌注量。

（三）产科处理

1.早期诊断

早期诊断主要依靠对ICP的重视。例如，每次产前检查时医师要常规询问是否有瘙痒；如有瘙痒，应密切监测胆汁酸及转氨酶水平，这对早期诊断有较大意义，各个医院产妇中ICP的发生率差异较大，很可能和产前检查是否重视ICP有关。

2.胎儿监护

由于ICP的主要后果是围生儿发病率和病死率升高，因而，产科处理的目的应是使胎儿顺利足月分娩，一般处理是适当地卧床休息，尤其是左侧卧位，以增加胎盘血流量。如果是孕32周前发病伴黄疸、双胎，合并尿路感染或高血压或以前有因ICP死胎史等则应住院治疗，直至分娩。孕32周后可以隔日或每日行无应激试验（NST）以监测胎心率变化，必要时行胎儿生物物理评分（BPS），及早发现胎儿窘迫的存在。若有胎儿窘迫且胎儿已成熟，则应当机立断终止妊娠，且以剖宫产为宜，因为经阴道分娩会增加胎儿缺氧程度。有报道ICP经积极主动的处理，可以明显降低围生儿病死率。

针对ICP对围生儿有上述不良影响，目前基于改善ICP围生儿预后的产科处理方案也较多。20世纪70年代以前对ICP的认识不足，ICP的处理只是一般的期待疗法等其自然分娩，围生儿的病死率达10.7%，之后随着对ICP的认识的深入，在产前加强监护，胎儿一旦成熟即选择性终止妊娠，则ICP的围生儿的病死率下降到3.5%。尽管如此，对于ICP患者来说，目前各种产前监护措施尚不能很好地预测ICP患者胎儿宫内死亡。同时也发现ICP患者的病情轻重与围生儿预后之间并无明确的正相关性。

3.适时终止妊娠

对ICP孕妇适时终止妊娠是减低围生儿发病率及病死率的重要措施。ICP胎儿一旦肺成熟即应考虑终止妊娠。终止妊娠时机：当孕周大于35周时，估计胎儿体重大于2 500g，物理评分减少，NST为无反应型时，需及时终止妊娠。终止妊娠方式：病情轻，胎儿功能良好，可以经阴道试产，但经阴道分娩者，应放宽剖宫产指征。第三产程宜行会阴切开术并尽量避免阴道助产，产程早期（潜伏期及活跃早期）加强胎儿监护、人工破膜观察羊水情况，若有异常积极以剖宫产结束分娩。

若有以下情况应考虑剖宫产：羊水胎粪污染Ⅱ度及以上、胎儿缺氧表现、皮肤瘙痒严重、生化异常明显，尤其孕32周前发病伴有黄疸或先兆早产、合并双胎妊娠、FGR以及有ICP死胎、死产史。

对偶有宫缩、先兆早产的ICP病例，除有效防治宫缩、重视羊水胎粪污染外，妊娠35周前应入院治疗、待产，加强先兆早产、偶然宫缩或临产初期时的胎儿监护，把握妊娠35周后终止妊娠的时机。

ICP病因及发病机制不明。皮肤瘙痒症状，以血清转氨酶和胆汁酸水平升高为突出表现的肝功能受损，产前羊水胎粪污染，先兆早产、偶然宫缩或临产初期突然发生胎儿死亡是ICP的显著特点，把握终止妊娠时机，可能是降低围生儿病死率的重要措施。

第五节　妊娠期肝病的预防与保健

一、妊娠期肝病的预防

（一）加强围生期保健

重视孕期监护，加强营养，摄取高蛋白、高碳水化合物和高维生素食物。将肝功能及肝炎病毒血清标志物监测列为产前检查常规项目，并定期复查。

（二）甲型肝炎

有甲型肝炎密切接触史的孕妇，接触后7日内可肌内注射丙种球蛋白2~3mL。其新生儿出生时及出生后1周各注射1次丙种球蛋白可以预防感染。甲型肝炎急性期禁止哺乳。

（三）乙型肝炎

预防乙型肝炎（HBV）的母婴传播应从妊娠前着手。患急性肝炎的女性至少应于肝炎痊愈后6个月，最好2年后怀孕。夫妇一方患肝炎者应用避孕套以免交叉感染。对所有孕妇应筛查夫妇双方HBsAg，进一步检查无症状携带者的血清标志物。HBsAg阳性孕妇分娩时应注意隔离，防止产程延长、胎儿窘迫、羊水吸入、软产道裂伤。剖宫产可使胎儿接触大量母血，对预防胎儿感染的作用不大。

为阻断乙型肝炎的母婴传播，首先可以进行孕妇的乙型肝炎免疫球蛋白（HBIG）注射，主要针对乙型肝炎病毒阳性的孕妇，于妊娠28周起每4周进行1次HBIG（200U）肌内注射，直至分娩。可以起到较好的宫内阻断作用。有学者提出，即使不经过宫内阻断治疗，对新生儿出生后严格进行联合免疫也可起到同样效果。

1.主动免疫

新生儿出生后24小时内注射乙型肝炎疫苗3μg，出生后1个月、3个月、6个月再分别注射10μg。新生儿对疫苗免疫应答良好，体内产生抗-HBs，可有效保护肝不受HBV的感染，免疫率达75%。

2.被动免疫

新生儿出生后立即注射HBIG 0.5mL，出生后1个月、3个月再各注射0.16mL/kg。特别是乙型肝炎母亲所分娩的婴儿，可减少或阻止HBV进入肝，免疫率达71%。

3.联合免疫

新生儿出生后6小时内和1个月时各肌内注射1mL HBIG，乙型肝炎疫苗仍按上述方法进行。联合免疫有效保护率高达95%。

二、妊娠合并肝病的保健

妊娠期肝病主要包括病毒性肝炎（急性肝炎、慢性活动性肝炎、急性重症肝炎），以及妊娠特有疾病引起的肝损害（妊娠期急性脂肪肝、妊娠期肝内胆汁淤积症、HELLP综合征）等。

（一）妊娠期

1.孕期卫生宣教

注意休息和营养，以及个人饮食卫生；有乙型肝炎接触史者，2周内注射丙种球蛋白。

2.孕期监测肝功能

妊娠早、中、晚期应动态监测肝功能，以便及时了解妊娠对肝功能的影响。在妊娠期间出现以下情况时，应监测肝功能的变化：孕早期合并妊娠剧吐；孕3个月后，出现恶心、呕吐等消化系统症状；孕晚期合并妊娠高血压、先兆子痫；应用氯丙嗪（冬眠灵）治疗孕吐或先兆子痫。

3.孕期出现肝功能异常和黄疸

应详细询问病史，积极全面检查，及早做出诊断和鉴别诊断。如无治疗条件，应及早转入有条件的医院，进行诊治。

4.妊娠合并症/并发症的处理

应在具有一定条件和技术能力的综合医院诊治。

（1）孕早期合并肝炎：建议待活动性肝炎、慢性迁延性肝炎、急性病毒性肝炎好转后，终止妊娠。妊娠剧吐出现肝损害者，积极治疗妊娠呕吐，同时保肝治疗。肝功能有进一步恶化趋势，则应终止妊娠。

（2）孕中、晚期合并病毒性肝炎：与内科或传染科医师联合诊治，原则上保肝治疗，如出现肝功能恶化，则应及时终止妊娠。

（3）妊娠肝内胆汁淤积症：消胆利肝治疗，监测胎盘功能和胎儿宫内安危状况，适时终止妊娠。

（4）HELLP综合征：积极治疗先兆子痫，保肝，纠正血小板减少和贫血，酌情应用糖皮质激素，改善病情，适时终止妊娠。

（5）妊娠合并重症肝炎：积极保肝治疗，纠正凝血功能，择期终止妊娠，并做好重要脏器功能的监测和维护。

（6）妊娠急性脂肪肝：一旦诊断，在补充凝血因子的同时，立即终止妊娠，并做好重要脏器功能的监测和维护。

（二）分娩期

产科处理原则：对症肝炎应积极控制病情，在纠正凝血功能的情况下，尽快终止妊娠。

肝功能异常者分娩或手术期，预防注射维生素$K_1$10mg/d，改善凝血功能，防止产后出血，临产后（术前）备成分血和凝血因子。

1.剖宫产

肝功能异常伴有产科剖宫产指征者。妊娠合并重症肝炎，妊娠急性脂肪肝，HELLP综合征血小板低于50×10^9/L、伴有出血倾向时，在备成分血、补充凝血因子、改善凝血功能的情况下，尽快行剖宫产终止妊娠。制订防止产后出血的预防措施，必要时术中放置引流条（腹腔和腹壁）。产后注意防感染，选择对肝损伤小的抗生素。监测产妇神志及肝功能、肾功能、凝血功能。

2.阴道分娩

产程中提供个性化服务，特别注意保护产力，自由体位，鼓励进食，保证能量摄入，监测产程进展，严防产程延长，出现异常及时处理，必要时剖宫产。宫口开全后建立2条静脉通道，酌情阴道助产，缩短第二产程，胎肩娩出后静脉注射缩宫素，积极预防产后出血，严格无菌操作，防止感染。

3.第三产程

积极处理第三产程，预防产后出血，警惕阴道血肿的形成。

（三）产褥期

（1）除常规进行产后观察外，应特别严密监测生命体征、神志、尿量。监测肝功能、肾功能、凝血功能，防止肝昏迷，防止肾衰竭。妊娠合并重症肝炎、妊娠急性脂肪肝、HELLP综合征者，产后有条件酌情进入重症监护病房，进行重要脏器功能的综合监护和治疗，以改善结局。

（2）注意预防感染，可选用对肝功能损伤小的抗生素，避免应用四环素、红霉素。

（3）乙型肝炎产妇处于急性传染期不哺乳，不可用雌激素回奶。

（4）乙型肝炎产妇新生儿出生后尽快注射乙型肝炎疫苗（产后6小时内），并联合注射乙型肝炎免疫球蛋白100μg，可以母乳喂养。

第四章　不同年龄期儿童特点与保健

第一节　胎儿期保健与围生医学

一、胎儿期特点

胎儿期是指自受精卵形成至胎儿娩出前，共40周，依赖母体而生存。胎龄即胎儿的周龄，分3个阶段。

1.胚胎和胎儿早期

此期为12周，是器官形成阶段，其中3~8周是胚胎细胞高度分化的时期，极易受不良环境因素的干扰而导致胎儿缺陷与畸形，甚至流产、死胎。

2.胎儿中期

自13~28周（共16周），胎儿组织、器官迅速生长发育，生理功能日趋成熟，28周时胎儿肺泡发育基本完善，具备气体交换功能，出生后成活可能性较大。

3.胎儿后期

自29~40周（共12周），胎儿体重迅速增加。胎儿期如受母体营养不良、感染或不良环境因素等干扰，可导致宫内发育迟缓（IUGR），损害胎儿大脑和其他重要组织器官，导致功能障碍等。

围生期国内定义为自胎龄满28周至出生后7天。此期包括胎儿（妊娠）后期、出生（分娩）过程和新生儿早期3个阶段。该期小儿经历从依赖母体到独立存活的巨大变化和适应环境的过程，是生命受到威胁的重要时期。围生医学的理念是将母体宫内的胎儿与娩出断脐后形体独立的新生儿视为生长发育的一个特殊的连续统一体。围生期死亡率是衡量国家和地区的卫生水平、产科和新生儿科质量的重要指标，也是评价妇幼保健卫生工作的一项重要指标。因此，切实做好胎儿期和围生期的保健工作将有利于减少胎儿的致残率，提高儿童的健康水平和生命质量，降低围生期发病率和死亡率。

二、胎儿期保健措施

胎儿的生长发育与孕母密切相关，胎儿期保健就是通过对母亲孕期的系统保健，达到保护胎儿宫内健康成长发育及最终安全分娩的优生优育目的，属一级预防保健。重点为预防以下几方面。

①先天性发育不全或畸形。

②宫内营养障碍和异常出生体重、早产。

③宫内感染。

④宫内缺氧、窒息等。

胎儿保健的实施大致可分为2个阶段。

①胚胎期与胎儿早期（胎龄12周之前）是预防畸形、先天性发育不全的关键期。

②胎儿中后期保健主要保证胎儿组织器官的生长发育、生理功能的成熟，预防IUGR或营养不均衡，继续预防感染和胎儿组织器官受损，注意防治妊娠并发症导致的胎儿缺氧、窒息、营养代谢障碍等。

胎儿期保健具体措施如下。

（一）预防先天性发育不全、遗传病及胎儿起源的儿童和成年期疾病

1.预防遗传病

父母婚前应进行遗传咨询，禁止近亲结婚；有确诊或疑诊遗传病患者的家庭，或连续发生不明原因疾病患者的家庭，或有与遗传有关的先天畸形、智力低下患儿家庭是遗传咨询的重点，通过咨询预测风险率，并结合相应的筛查诊断技术，如染色体核型、染色体基因芯片分析、基因芯片（DNA芯片）、荧光原位杂交、基因测序等技术，早期诊断遗传病并终止妊娠。

2.预防感染

孕母患病毒性感染如弓形虫、风疹病毒（RV）、巨细胞病毒（CMV）、单纯疱疹病毒（HSV）、细小病毒B19、乙型肝炎病毒、肠道病毒等，可直接损害胎儿细胞，破坏免疫活性细胞，使组织血管发生炎症并梗死，染色体结构改变；受感染的细胞分

化受到抑制,导致畸形,也可引起胎儿死亡。这些畸形包括先天性心脏病、白内障、小头、聋哑、智力低下等(表4-1)。妊娠早期感染致畸率可高达50%,而中晚期致畸率逐渐下降至10%左右,但可导致发育迟缓,其他病毒性感染如流行性感冒、流行性腮腺炎等也可影响胎儿生长发育,孕母即使受轻症病毒感染也可引起胎儿先天性畸形。因此,孕母应避免与病毒感染患者接触,尽量不去人多、空气污浊的公共场所。国际上已较多地采用风疹疫苗、流行性腮腺炎疫苗接种女童或育龄前少女,使其具有较高免疫水平,以免在孕期发生这些感染。

表 4-1　孕母感染对胎儿的影响

孕母感染	对胎儿的影响
风疹病毒	白内障、耳聋、智力低下、先天性心脏畸形
弓形虫	视网膜病、脑钙化、脑积水
水痘病毒	肢体畸形、手指足趾畸形、白内障、早产
巨细胞病毒	智力低下、耳聋、早产、IUGR、小头畸形
单纯疱疹病毒	视网膜病、中枢神经系统异常
埃克(Echo)病毒	脑炎、心肌炎
柯萨奇(Coxsackie)病毒	脑炎、心肌炎
流感病毒	流产、早产、畸形
梅毒螺旋体(syphilis)	先天性梅毒
乙型肝炎病毒	乙型肝炎
解脲支原体	早产、低体重
细小病毒B19	流产、水肿、贫血、死胎、畸形
人类免疫缺陷病毒	人类免疫缺陷
寨卡(Zika)病毒	小头畸形

3.避免化学毒物

孕母可通过污染的空气、土壤、水和食物暴露于毒性化学产物。研究发现化学毒物暴露通过影响激素降解代谢、表观遗传改变、免疫失调、直接的细胞毒性、致癌性、线粒体及氧化损伤而影响胎儿的健康和生长发育,与出生缺陷、儿童和成年期内分泌疾病、过敏和自身免疫性疾病、神经发育性疾病如孤独症及精神障碍等有关。如铅、镉、汞等重金属污染，可引起IUGR、心血管畸形及神经认知功能受损；孕期有机磷农药及杀虫剂暴露，可增加自然流产概率及儿童发育障碍性疾病的发生风险，影响记忆和认知功能；孕期饮酒或吸烟（包括被动吸烟）、有害气体如烟草中的尼古丁、烟雾中的氰化物、一氧化碳等均导致胎儿缺氧并影响其生长发育，严重者导致酒精中毒综合征、IUGR、中枢神经系统发育异常等。因此，孕期应保证食物的安全和健康，避免暴露于有害化学毒物污染的空气、水或食物，禁烟酒并远离吸烟环境，以保障胎儿的健康生长发育。

环境内分泌干扰物是一类外源性化学物质，通过植物、动物等食物链进行生物浓缩，进入人体，如在母体脂肪中残留，可通过胎盘传递给胎儿，干扰胎儿体内激素产生、释放、转移、代谢、结合、反应和消除。

4.避免接触放射线和电离辐射

胎儿对放射线十分敏感，尤其在胎龄16周之前，可引起神经系统、眼部及骨骼系统等畸形，甚至导致死亡。孕母应尽量避免接触各种放射线，尤其在妊娠早期。目前越来越多的研究关注到孕期暴露于各种电子产品、无线系统所产生的电离辐射对胎儿及儿童健康的影响，孕期电离辐射暴露与流产具有剂量依赖性关系，降低新生儿出生体重，增加儿童多动和行为障碍的风险，也可能与哮喘的发生有关。因此，也应尽量减少母体和胎儿在电离辐射环境中的暴露。

5.慎用药物

不少药物可经过胎盘进入胎儿体内，药物对胚胎、胎儿的影响与用药的孕周及药物种类有关（表4-2）。妊娠3个月后除性激素类药物外，一般药物不再致畸，但可影响胎儿的生长与器官功能。应考虑分娩时药物对胎儿的影响，如催产素可使胎儿缺氧；解痉、降压药（硫酸镁）可抑制胎儿呼吸中枢。

表4-2　药物对胎儿的影响

药　物	对胎儿的影响
肾上腺皮质激素	腭裂、无脑儿
地西泮（安定）	唇裂、畸形、核黄疸
苯妥英钠	唇裂、腭裂、先天性心脏病
链霉素	耳聋、小鼻、多发性骨畸形

药　物	对胎儿的影响
维生素 A	畸形
四环素	牙釉质、骨骼发育不良
碘 -131（^{131}I）	甲状腺肿、甲状腺功能低下、畸形
维生素 D	高钙血症
甲苯磺丁脲	畸形、唇裂、腭裂、先天性心脏病
甲巯咪唑	甲状腺肿
胰岛素	死亡、畸形、唇裂、腭裂、先天性心脏病
黄体酮	男性化
环磷酰胺	畸形、死亡

6.治疗慢性病

母亲的健康对胎儿影响极大。孕母患慢性疾病如糖尿病，甲状腺功能减退症，心、肾、肝疾病，结核病等慢性疾病者应尽量在孕前积极治疗。孕期应在医师指导下进行治疗。高危孕产妇应定期进行产前检查，必要时终止妊娠。

（二）保证充足和均衡的营养，维持适宜体重增长

生命早期的营养环境对胎儿组织、器官的生长发育，尤其是大脑发育至关重要，并通过表观遗传为基础的调控作用，对儿童及成人的体格、代谢、精神和行为健康产生远期的影响。例如，孕早期叶酸、维生素B$_{12}$缺乏增加胎儿神经管缺陷的风险；孕期碘需求较非孕期增加50%，碘缺乏可导致出生后儿童甲状腺功能低下、智力低下；孕期铁缺乏可影响儿童认知功能；母亲肥胖和妊娠糖尿病可增加先兆子痫、大于胎龄儿风险，并增加子代成年期代谢性疾病的风险等。孕期由于母体生殖器官和胎儿生长发育、产后泌乳能量和营养储备的需要，循环血量、血红蛋白携氧能力增加，对能量和多种营养素的需要量增加，包括蛋白质、必需脂肪酸、叶酸、铁、碘、钙及多种维生素。因此，备孕和孕期均应保证充足和均衡的营养，避免营养素缺乏或能量过剩，为胎儿提供充足的营养储备以满足其出生后需求。

1.备孕期

应常吃富含铁的食物，缺铁或缺铁性贫血女性应补充铁剂，纠正缺铁或缺铁性贫血后再妊娠；选用碘盐并每周摄入一次富含碘的海产品；孕前3个月开始补充叶酸（400μg DFE/d，共12周），保证良好的叶酸营养状况；禁烟、酒。

2.孕早期

胎儿生长发育速度相对缓慢，无明显早孕反应者可继续保持孕前平衡膳食，无须增加能量摄入。早孕反应可使孕母消化功能发生变化，因此孕早期的膳食应富营养、少油腻、易消化及适口。孕吐较明显或食欲不佳的孕妇不必过分强调平衡膳食，可少食多餐，膳食清淡并保证摄入足量富含碳水化合物的食物。每天必须摄取至少130g糖类，首选易消化的粮谷类食物（如米或面），避免因呕吐、饥饿导致酮症酸中毒对胎儿早期神经系统的不良影响；多摄入富含叶酸的食物并补充叶酸（400μg DFE/d）有助于预防胎儿神经管畸形，预防高同型半胱氨酸血症，促进红细胞成熟和血红蛋白形成，降低妊娠高脂血症发生的危险；常吃含铁丰富的食物，孕期铁需求增加（整个孕期约需1 000mg铁），孕早期的铁推荐摄入量（RNI）为20mg/d；选用含碘盐，孕期碘RNI为非孕期基础上（120μg/d）增加110μg/d，约为含碘盐5g/d（摄入碘100μg/d），并每周进食一次富含碘的海产品（如干海带含碘0.7～0.8mg/g）；禁烟、酒。

3.孕中后期

胎儿开始进入快速生长发育期，直至分娩。应增加能量和蛋白质摄入，膳食均衡，避免摄入过多，既保证胎儿的生长发育和储存产后泌乳所需能量，同时也避免胎儿营养过剩。根据2013年《中国居民膳食营养素参考摄入量》建议，每日主要营养素的RNI为：能量在非孕期7 531kJ（1 800kcal/d）的基础上，孕中期增加1 255kJ（300kcal/d），孕晚期增加1 882kJ（450kcal/d）；蛋白质在非孕期（55g/d）的基础上，孕早期增加5g/d，孕中期增加15g/d，孕晚期增加30g/d；钙在非孕期（800mg/d）的基础上，孕中晚期增加200mg/d；铁在孕中期增加4mg/d（共24mg/d），孕晚期增加9mg/d（共29mg/d）；维生素A在非孕期（700μg RE/d）的基础上，孕中晚期增加70μg RE/d，维生素D 10μg（400U）/d。

（1）适当增加蛋白质：如鱼、禽、蛋、瘦肉、海产品的摄入量。孕中期应在孕前平衡膳食的基础上每天增加鱼、禽、蛋、瘦肉共计50g，孕晚期在孕前平衡膳食的基础上再增加125g左右。鱼类作为动物性食物的首选，不仅是优质蛋白质的良好来源，同时为孕20周后胎儿脑和视网膜功能发育提供必需的长链多不饱和脂肪酸，如花生四烯酸（ARA）、二十二碳六烯酸（DHA），每周最好食用2~3次。孕期DHA的适宜摄入量（AI）为200mg/d。

（2）适当增加乳类的摄入：乳类的摄入不仅补充蛋白质，同时也是钙的良好来源。孕20周后胎儿骨骼生长加速，孕28周胎儿骨骼开始钙化，仅胎儿体内每日需沉积约110mg的钙，钙需要量明显增加。孕中晚期牛奶的RNI为1 000mg/d。从孕中期开始，建议每天增加200g牛奶，使总摄入量达到300~500g/d。

（3）常进食含铁丰富的食物：随着孕中期开始的血容量和血红蛋白量增加，胎儿和胎盘组织铁储备的需求增加，孕妇成为缺铁性贫血的高危人群。孕28~32周，孕妇血容量增加达峰值，最大增加量为50%，红细胞和血红蛋白的量也增加，至分娩时达最大值，增加约20%，约需要500mg铁。孕末期还需为胎儿储存铁（约300mg铁）以满足婴儿出生后1~4月龄对铁的需要。因此，建议孕中晚期多摄入含铁丰富的动物性食物，如动物血、肝、瘦肉等。孕妇如有贫血或血清铁蛋白低于30μg/L，应在医师的指导下补充铁剂。

（4）孕期应监测体重，保证体重适宜增长：孕期对微量营养素需求的增加大于能量需求的增加，通过增加食物摄入量来满足微量营养素的需求极有可能引起能量摄入过多，体重增加过多。孕妇体重不仅是反映孕期营养的重要标志，同时也与胎儿出生后成年期健康有关，如宫内营养不良或过度营养可导致小于胎龄儿或巨大儿，不仅容易发生低血糖等并发症，而且与成年后发生肥胖、高血脂、高血压、糖尿病及心脑血管疾病的风险增加密切相关。体重适宜增加的目标值因孕前体重而异，美国医学研究所（IOM）修订的《2009年妊娠期体重增加指南》提出以下几点。

①孕前肥胖、体质指数（BMI）大于30kg/m²的孕妇。孕期总体重增长范围控制在5~9kg为宜，孕中、晚期体重平均增长率为每周0.22kg（0.17~0.27kg）。

②孕前超重、BMI在25.0~29.9的孕妇。孕期总体重增长范围控制在7~11.5kg为宜，孕中晚期体重平均增长率为每周0.28kg（0.23~0.33kg）。

③孕前体重标准、BMI在18.5~24.9的孕妇。孕期总体重增长范围为11.5~16kg，孕中晚期体重平均增长率为每周0.42kg（0.35~0.50kg）。

④孕前体重不足、BMI低于18.5的孕妇。孕期总体重增长的范围为12.5~18kg，孕中、晚期体重平均增长率为每周0.51kg（0.44~0.58kg）。

（三）保持良好的情绪和适量的身体活动，积极准备母乳喂养

胎儿在孕5周后就逐步具备运动、感觉、听觉、触觉等能力，孕母良好的情绪和心理准备将有助于胎儿的健康和能力的发展。孕期应心情愉快、保证充足的睡眠和适当的身体活动，如根据自身的体能每天进行不少于30分钟的低强度身体活动，最好是1~2小时的户外活动，如在空气清新、阳光温暖的大自然中散步、做体操等，除非有医学禁忌。适宜的身体活动有助于维持适宜的体重增长和自然分娩，户外活动还有助于改善维生素D的营养状况，促进胎儿和母体自身的骨骼发育和健康。需避免参与对孕妇或胎儿有潜在受伤风险或者增加关节负荷的活动如仰卧起坐、滑雪、网球等活动。

母乳喂养需要心理和生理准备。孕妇应建立信心，做好母乳喂养心理准备，学习和了解母乳喂养的生理知识及喂养方法；并做好充分的营养储备；进行正确的乳房护理。

（四）预防和管理高危妊娠

妊娠高危因素与高危儿的发生密切相关。高危儿是指已经发生或可能发生危重疾病而需要监护的新生儿。高危儿死亡率高，存活后残疾发生率高。因此，在围生医学保健中对高危妊娠的预防和管理十分重要。妊娠高危因素包括以下几方面。

（1）母亲年龄、身材，如年龄小于18岁者或年龄大于35岁的高龄产妇等。

（2）孕母有生殖道疾病（子宫肌瘤、子宫畸形、胎盘功能不良等），急、慢性疾病（心、肾、肝病及高热、急性感染、外伤等），糖尿病，甲状腺功能亢进症，肺结核等。

（3）孕期有阴道出血、病毒感染、吸烟、吸毒或酗酒史，母亲为Rh阴性血型，过去有死胎、死产或性传播病史等。

（4）孕母有妊娠并发症如妊娠高血压综合征、先兆子痫、子痫，有羊膜早破、羊水胎粪污染、胎盘早剥、前置胎盘、各种难产、手术产（高位产钳、胎头吸引、臀位产等），分娩过程中使用镇静药和镇痛药物史等。

（5）出生时高危因素包括多胎、早产、低体重、小于胎龄儿（SGA）、大于胎龄儿（LGA）、先天畸形（重大畸形）、羊水过多（常伴胎儿神经管开放畸形）、羊水过少（常伴胎儿肺、肾发育不全）、IUGR，脐带绕颈、打结、脱

垂、畸形（单一脐动脉等），宫内缺氧、窒息等。

在孕期应重视孕产妇保健，加强早孕登记，定期产前检查，以保证对妊娠高危因素早发现、早干预。凡明确为高危妊娠者，必须专案管理、系统监护、严密观察、积极处理，尽早消除和控制有关危险因素对孕母、胎儿双方的影响和危害。

高危妊娠的个案管理包括：进行健康教育（自我监护方法）、专业咨询和（或）会诊，复核高危筛查评分，以预测妊娠结局；建立健全三级医疗保健网和转诊系统（包括孕产妇联系卡），定期记录各种检查结果（如血红蛋白、血压、血糖、体重、腹围、胎心、B超测量的双顶径等），确保业务技术的逐级指导，做到预防积极、治疗及时和处理正确有效。高危评分始终不减者，高危专案管理的联系卡有利于及时转诊治疗。高危妊娠管理的目的是"转危为安"，最大限度地降低孕产妇抢救和死亡率，保证胎儿的健康和安全，减少伤残率，降低新生儿死亡率。

第二节　新生儿期保健

一、新生儿期特点

新生儿期是自胎儿娩出后从脐带结扎开始，至出生后28天。新生儿从宫内依赖母体生存到出生后离开母体适应宫外环境，要经历身体各系统解剖和生理功能上的巨大变化，是生命最脆弱的时期，该期发病率高，死亡率高。其特点如下。

1.体温调节

需适宜的环境温度或中性温度，特别是低体重儿或早产儿，环境温度过低可导致体温不升甚至硬肿症，环境温度过高可导致脱水。故保温并维持中性环境温度非常重要。

2.循环系统

出生后胎儿循环向成人循环转变，任何原因使肺动脉压力增加（如肺炎），都可能重新出现右向左分流（持续胎儿循环或肺动脉高压），导致发绀。

3.消化系统

消化道解剖与功能发育可适应出生后母乳的营养摄入；具有最基本的进食动作——觅食反射、吞咽反射，但吞咽时咽-食管括约肌不关闭、食管无蠕动、食管下部括约肌不关闭，易发生溢乳；出生后数周小肠上皮细胞渗透性高，以吞饮方式吸收，易产生过敏与感染。新生儿出生时肠道无菌，出生后2日出现双歧杆菌，7日到达高峰，为新生儿的优势菌。母乳喂养儿的酸性粪便有利于双歧杆菌的生长。

4.泌尿系统

出生时肾小球过滤功能低下，肾浓缩功能差；肾小管排磷功能差，选用蛋白质、矿物质（磷）含量高的牛乳喂养对新生儿肾脏有潜在损害。

5.神经系统

大脑皮质兴奋性低，对外界刺激反应易于疲劳，以睡眠状态为主；皮质下中枢兴奋性高，呈蠕动样动作，肌张力高；脊髓的固有反射（非条件反射）存在。

6.免疫系统

细胞免疫功能已较为成熟，体内有通过胎盘从母体获得的抗体（IgG）。新生儿非特异性和特异性免疫功能发育不成熟，肠道分泌IgA较低。

7.体格发育

新生儿期是宫内生长的延续。正常足月婴儿出生后第一个月体重增加可达1～1.5kg，身长增长4～5cm。

二、新生儿期保健措施

新生儿期是婴儿期的特殊阶段，重点是预防出生时缺氧、窒息、低体温、寒冷损伤综合征和感染。为一级预防和部分二级预防（新生儿筛查）。

（一）出生时保健

根据WHO发布的《新生儿早期基本保健》（EENC）的实施。

1.分娩前准备

保持产房温度在25～28℃。准备好复苏抢救用具如吸引器、氧气，清洁干爽的毛巾、毯、新生儿衣被，预热辐射床，并检查复苏气囊、面罩和吸引装置是否在功能状态。

2.擦干刺激

新生儿娩出后立即置于预先铺好干毛巾的母亲腹部，彻底擦干。擦干过程中快速评估新生儿的呼吸状况。若有呼吸或哭声，撤除湿毛巾，将新生儿腹部向下、头偏向一侧，与母亲开始皮肤接触。取另一清洁已预热的干毛巾盖在新生儿背部，并戴上帽子。彻底擦干刺激之后，若新生儿出现喘息或不能呼吸，应立即寻求帮助，严格消毒结扎脐带后，迅速移至预热的复苏抢救区域开始复苏。

3.皮肤接触

若新生儿和母亲状况良好，保持新生儿与母亲持续皮肤接触至少90分钟，除非出现以下情况：新生儿严重胸廓凹陷、喘息或呼吸暂停、严重畸形，母亲出现紧急医疗状况的处理（如急症子宫切除术）。皮肤接触过程中不要单独将母亲和新生儿留下，应每隔15分钟监测新生儿的呼吸和体温，若新生儿出现疾病症状，则需及时处理。不要擦掉新生儿胎脂，出生后24小时内不要给新生儿洗澡。

4.脐带处理

等待脐带搏动停止后（1～3分钟），在距脐带根部2cm的位置断脐。确保接触或处理脐带的手套是无菌的。不要给脐带断端外敷任何药物，不要在脐带上缠绷带、盖纸尿裤或紧紧系上其他东西。脐带暴露在空气中并保持干燥有利于脱落。如果脐带被粪便或尿液污染，可用清水清洗后用干棉签蘸干，保持断端干燥。如果脐带断端出血，则要重新结扎脐带。

5.母乳喂养

皮肤接触过程中观察新生儿，当出现觅乳征象（如流口水、张大嘴、舔口唇、寻找/爬行动作、咬手指）时，指导母亲开始母乳喂养。母乳喂养是母亲和新生儿都要学习的过程。新生儿出生后15～90分钟后才会出现觅乳征象，不应强迫新生儿和母亲进行母乳喂养。医护人员应该及时进行指导，确保正确的姿势和乳头含接方法，但应避免过多干扰。

6.测量体重和身长

在新生儿完成第一次母乳喂养之后，与母亲核实婴儿性别、戴腕带、量身长，开始称体重。将体重计拿到母亲身边，确保使用的婴儿体重计是清洁的，使用前先将体重计读数重置为零。将婴儿衣物、帽子、袜子及尿布脱去称重，或穿戴称重后减去衣物等的重量。称重结束后清洁体重秤，告知母亲和家长体重结果。出生体重低于2 500g的婴儿需要特殊护理来预防低体温（加强保暖或袋鼠式护理）。

7.全面检查

测量后全面检查新生儿，注意有无先天缺陷、产时损伤及有无呼吸困难、气促或呻吟，测体温（正常腋温范围36.5～37.5℃），检查双眼有无红肿、流脓、脐部有无渗血，有无腹胀，头、躯干、四肢有无损伤。如出生体重低于1 500g，或有任何危险指征，应予以紧急处理，并及时转运进一步救治，转运过程中注意保暖。

（二）出院前保健

1.纯母乳喂养

母婴同室，新生儿睡母亲床上或母亲容易够着的地方，可仰卧或侧卧，支持昼夜按需纯母乳喂养，不要给新生儿提供糖水、配方奶或其他液体，告知母亲母乳是保护婴儿避免疾病的唯一食物，鼓励母亲确信自己有充足的乳汁满足婴儿的需求。

2.保暖

新生儿室的室温宜保持在25～28℃，避免对流风。尽可能多地让母亲与新生儿保持皮肤接触或袋鼠式护理（KMC）。新生儿衣着干爽、松软，出生后头几天戴小帽子，尤其是体重轻的新生儿。当早产儿情况稳定后，即可尽早开始袋鼠式护理。

3.清洁护理

每天应清洗新生儿的脸、颈和腋下，便后清洗臀部并完全擦干；出生24小时后沐浴。

4.观察有无危险征象

（1）吃奶不好。

（2）惊厥。

（3）呼吸快（每分钟>60次）。

（4）严重的胸部吸气凹陷。

（5）没有自主运动。

（6）体温高/发热（>37.5℃）或低体温（<35.5℃）。

如有以上危险征象，考虑疾病可能，应予以紧急处理：必要时启动复苏抢救、给予首剂抗生素、止血、给氧，转运治疗过程中注意保暖。观察皮肤有无黄染，如24小时内面部黄染，或任何时候掌心和足底均黄染，应及时转新生儿科或新生儿重症监护病房治疗。

5.保持局部清洁，检查有无感染征象

（1）双眼：注意有无红肿、流脓。如有，给予滴眼液抗菌治疗，若观察2天无好转或加重，应转诊治疗，并评估母亲及其伴侣的淋球菌感染情况。

（2）脐部：保持脐带残端清洁干燥，注意有无脐轮红、脓性分泌物或硬结。如脐轮红小于1cm，按局部感染处理，如2天内无好转或加重，及时转新生儿科治疗；如脐轮红大于1cm或有脓性分泌或硬结，按严重感染处理，给予首剂抗生素，并转新生儿科治疗。

（3）皮肤：保持清洁干燥，尤其是颈部、腋窝和腹股沟处，如有脓疱或大疱多于10个，考虑严重感染可能，应转诊治疗；如在10个以下，则按局部感染处理，若观察2天无好转或加重，应及时转新生儿科治疗；如皮肤有波动性肿胀，考虑脓肿或蜂窝织炎的可能，应转诊评估。

（4）口腔：如有念珠菌感染导致的鹅口疮，予口腔局部治疗，并观察母亲乳头是否有念珠菌感染。

6.给予维生素K_1

常规给予维生素K_1可以预防出血。向母亲解释注射维生素K_1的必要性及如何注射维生素K_1。使用剂量是1mg。按标准确定注射部位（大腿中部正面靠外侧），消毒后进行肌内注射。有产伤、早产，在宫内时母亲有干扰维生素K的治疗及需要外科手术的婴儿有出血危险的，必须肌内注射维生素K_1 1mg。

7.预防接种

具体接种的疫苗在不同地区会有差异，应遵循当地卫生计生行政部门的规定。新生儿出生后24小时内接种的常见疫苗包括卡介苗和乙型肝炎疫苗。乙型肝炎疫苗通常是通过肌内注射接种（0.5mL右侧上臂外侧肌内注射），卡介苗是在上臂外侧皮内注射（0.05mL左侧上臂外侧皮内注射）。接种疫苗期间的无菌状况非常重要，并不要求接种时戴无菌手套，但必须洗手。确保在注射结束时没有出血的情况，注射后填写注射记录。

无并发症自然分娩的新生儿至少住院至出生24小时后出院。出院前进行全面检查，提醒出生登记、新生儿疾病筛查和听力筛查，按国家规定定期进行免疫接种和儿童健康体检。告知母亲如有上述危险征象，应及时就医。

（三）新生儿期居家保健

1.喂养及营养补充

所有新生儿，无论是足月、早产儿还是低体重儿，均应鼓励纯母乳喂养至出生后6个月。母乳是婴儿最好的食物，尤其是初乳，含有丰富的免疫活性物质。指导母亲使用正确的哺乳方法以维持良好的乳汁分泌，昼夜按需哺乳（24小时多于8次）。如母乳喂养困难、疼痛或发热，应观察、评估了解原因，根据情况帮助解决问题，如帮助乳房含接、哺乳后用乳汁涂抹乳头减少疼痛，增加哺乳次数促进泌乳及乳腺管通畅，母亲有乳腺炎则需治疗。确实无法母乳喂养者，指导母亲选用配方奶粉喂养，配方乳喂养可每3小时1次，每日喂养7~8次。纯母乳喂养的新生儿出生后数天即应补充维生素D 400U/d，早产儿每日口服800U；乳母适当补充维生素K，多吃蔬菜、水果，避免新生儿或婴儿发生维生素K缺乏导致的出血性疾病。

2.保暖

新生儿居室的温度与湿度应随气候温度变化调节，有条件的家庭在冬季使室内温度保持在22~24℃，湿度以55%~60%为宜；鼓励采用袋鼠式护理，尤其是早产儿和低体重儿，当室温在22~24℃时，新生儿可仅穿尿裤，头戴帽子，穿袜子，直接与母亲皮肤接触；如室温低于22℃，可给婴儿穿上无袖开襟的小布衫，使其脸、胸、腹和四肢能直接与母亲皮肤接触。夏季应避免室内温度过高，若温度过高，衣被过厚及包裹过紧，易引起新生儿发热。因此，要随着气温的高低，随时调节环境温度和衣被包裹。新生儿若有不明原因的哭吵不安，应除外室内温度过高、衣服过多、空气不流通所带来的不适。

3.护理

任何护理前均应洗净双手。

（1）衣服用柔软的棉布制作，要宽松，不妨碍肢体活动，易穿易脱，干燥清洁。冬衣要能保暖。尿布用柔软吸水的棉布做成，勤换勤洗，以防尿布皮炎。婴儿包裹不宜过紧，更不宜用带子捆绑，最好使两腿自由伸屈。

（2）脐部特别注意保持脐带残端清洁和干燥，干净衣服松松地覆盖于脐部，尿布折叠于脐部下方；仅在脐部不干净时，用冷开水和肥皂清洗后彻底擦干；如有脐轮红、脓性分泌物或硬结，应及时就诊。

（3）新生儿每日洗澡，保持皮肤清洁，脐带脱落前应保护好脐带残端，不可进水；水温以略高于体温为宜，可先试水温，手托婴儿洗澡，以保持脐部干燥；新生儿皮肤娇嫩，要防止擦损；如有擦损要及时处理以防感染；经常观察颈部、臀部和腋下等皮肤皱褶处，保持清洁干燥。如有脓疱或大疱或皮肤有波动性肿胀，应及时就诊。

（4）注意保持口腔清洁，不宜擦洗口腔黏膜，如有黏膜白斑或破损，应及时就诊。

（5）新生儿痤疮、"马牙"或"上皮珠"、乳房肿大、"假月经"、红斑、粟粒疹属特殊生理现象，不需要特别处理，切不可擦拭、针挑或挤压，以免感染。

4.疾病预防

居室保持空气新鲜；严禁吸烟，减少探视，避免有呼吸道感染或传染性疾病患者接触新生儿；护理新生儿前洗手；家人患呼吸道感染接触新生儿时戴口罩，以避免交叉感染。

5.伤害预防

注意喂哺姿势、喂哺后的体位，预防乳汁吸入和窒息。保暖时避免烫伤，预防意外伤害的发生。

6.促进感知觉、运动发育

母亲及家人多与新生儿说话、微笑和皮肤接触，吸引婴儿目光追随，促进新生儿感知觉发展。

7.慎用药物

新生儿肝功能不成熟，某些药物体内代谢率低，易在体内蓄积并发生不良反应。哺乳期母亲用药应考虑乳汁中药物对新生儿的作用。

（四）筛查先天性代谢性疾病

新生儿出生后筛查疾病，尽早诊治，减少后遗症，属二级预防。筛查内容包括听力筛查、遗传代谢性疾病和先天性髋关节发育不良筛查等。

第三节　婴儿期保健

一、婴儿期特点

出生后至1周岁为婴儿期。此期的特点如下。

（1）体重、身长增长最快：系第一个生长高峰。1周岁末体重为出生时的3倍，身长增长25cm，头围由平均34cm增长至46cm。

（2）神经心理发育快速：主要表现为运动、感知觉、语言和情绪/行为的发展。

（3）生长速度快，对能量、蛋白质的需求多，消化和吸收功能尚未发育完善：若喂养不当，营养供给不足，易发生营养缺乏性疾病和生长发育落后，也易发生消化不良。

（4）易患病：从母体得到的免疫抗体于出生后6个月逐渐消失，而主动免疫功能尚未成熟，所以，此期婴儿易患感染性疾病。

二、婴儿期保健措施

促进儿童最优化的体格、运动、认知和社会情绪的全面发展是儿童保健的重点，包括婴儿营养和喂养指导、体格检查、生长和发育监测、疾病预防和免疫接种、预见性指导和健康宣教。婴儿期保健以社区为中心、以家庭为主体。

（一）定期健康检查，监测体格生长和神经心理行为发育

定期健康检查和生长发育监测可以了解婴儿的生长发育与健康状况，早期发现生长迟缓、发育偏异、先天缺陷或疾病，从而早期诊断、干预、治疗，这是保护儿童健康成长的重要措施之一。健康检查按照国家《儿童健康检查服务技术规范》实施，此期体检应特别注意有无特殊容貌及畸形、前囟大小、皮疹、心脏有无杂音、髋关节和外生殖器发育情况，以及四肢活动对称性、肌张力和活动度

等。生长监测是对个体儿童的体重、身长进行定期纵向连续的测量与评估的过程。通过生长曲线图的描绘，了解婴儿的生长速度、营养状况及其动态变化，从而帮助鉴别影响婴儿生长的原因，如近期喂养问题或感染性疾病导致体重增加缓慢、体重不增和（或）生长迟缓，以及内分泌因素或先天性疾病导致的持续一致的生长缓慢，帮助指导干预或进一步诊断治疗。

每次健康体检时均应对婴儿进行感觉运动、语言认知和社会情绪的发育监测，通过详细的询问、精确的观察和检查，了解婴儿发育里程碑进展情况；如发育监测可疑，应及时进行标准化的发育筛查，如发育筛查异常，应转诊或采用综合的发育评估工具进行诊断性的发育评估，结合医学检查以明确诊断，根据其发育水平、行为障碍和病因制订综合的干预和治疗方案。如发育筛查未提示异常，则指导父母及其家庭成员在家庭实施对婴儿的早期干预，增加随访频率。对发育监测未发现异常的婴儿，可在关键年龄段定期采用标准化的发育筛查工具进行发育筛查，以便提高发育落后或异常的早期检出率。对诊断为发育障碍/疾病的婴儿实施慢性病管理，提供特殊儿童保健服务，达到早发现、早干预、早治疗，减少残疾发生率、减轻伤残程度，实现促进儿童发挥最大潜能、最优化发展的目标。

我国《儿童心理保健技术规范》将生长发育监测图、心理行为发育预警征象推荐为发育监测工具。常用的标准化发育筛查有丹佛发育筛查测验（DDST）、贝利婴儿神经发育筛查（BINS），家长用的婴儿年龄和发育进程筛查问卷（ASQ）。

1岁内至少检查血常规1次，以便及早发现缺铁性贫血；及时进行听力、视力筛查。

（二）均衡营养和合理喂养

母乳是6月龄以内婴儿最理想的天然食物，除需补充少量的营养增补剂，如维生素D、维生素K以外，纯母乳喂养能满足6月龄以内婴儿所需要的全部液体、能量和营养素。母乳所含的营养物质齐全，各种营养素之间比例合理，含有多种免疫活性物质，非常适合于身体快速生长发育、生理功能尚未完全发育成熟的婴儿，母乳喂养也有利于增进母子感情、促进母体康复，同时，母乳经济、安全又方便，不易发生过敏。应鼓励并指导母亲对6月龄以下的婴儿进行纯母乳喂养。

纯母乳喂养的婴儿应注意补充维生素D（400U/d），早产儿为400~800U/d。因种种原因不能纯母乳喂养时，宜首选婴儿配方奶。

指导6～12月龄婴儿的喂养和辅食添加。奶类仍是6～12月龄婴儿营养需要的主要来源，建议每天首先保证600～800mL的奶量，以保证婴儿正常体格和认知功能的发育，母乳仍是婴儿的首选食品，建议6～12月龄继续母乳喂养；如母乳不能满足需要，可使用较大婴儿配方奶予以补充；不能用母乳喂养的6～12月龄婴儿，建议选择较大婴儿配方奶。

指导父母或养育人及时合理添加辅食（引入固体食物），按照固体食物引入的原则和顺序逐步添加；指导每添加一种新食物时需观察的症状和大便性状，逐渐尝试多种多样的食物；指导养育人如何根据婴儿不同月龄逐步改变固体食物的质地，如从糊状转换成泥末状，再转至碎的食物；指导养育人顺应性喂养，帮助婴儿学习咀嚼和吞咽功能，并培养婴儿良好的进餐规律和进食行为习惯；加强对父母和养育人有关均衡营养和健康食品的知识宣教，膳食无盐、不加调味品；指导饮食卫生。

（三）早期发展促进和预见性指导

指导父母及养育人员了解婴儿各年龄阶段的发育里程碑，按月龄结合婴儿的实际能力鼓励父母与婴儿玩耍和交流，促进婴儿的运动、感知觉、语言和社会交往能力的发展。例如，出生后1个月内可以在婴儿安静觉醒状态，对婴儿说话，并让婴儿追视妈妈的脸；2月龄多让婴儿俯卧，与婴儿说话或用摇铃逗引婴儿抬头；3月龄后可以带婴儿出去看树、花、汽车等，并告诉婴儿这是什么，多逗引婴儿俯卧位肘支撑抬胸等。与婴儿的玩耍和交流可以与一天的日常活动相结合，指导父母及养育人为婴儿提供充满爱心的养育环境，关注婴儿的生理节律和气质性格，及时应答婴儿的各种反应，培养婴儿形成安全的情感依恋，给婴儿提供安全的、可以自由探索和尝试的环境和机会，同时应坚持在与婴儿年龄相当的纪律约束的前提下，对婴儿进行鼓励和支持，并保持一致的指导原则，从而使婴儿的运动、感知觉、语言和社会情绪得到最优化的发展。

指导父母及养育人了解儿童睡眠生理、睡眠卫生及睡眠的发育规律。预见性地指导父母在孩子2～4月龄之间逐渐形成更规律的睡眠时间表，3月龄以后开始建立昼夜节律和良好的睡眠习惯。建立一个黑暗、凉爽而安静的睡眠环境和固定的就寝日程，如洗澡和睡前催眠曲等安静而愉快的活动，当婴儿迷迷糊糊而未睡着的时候将他/她放在床上，鼓励婴儿独自入睡，避免养成哄抱或吃奶入睡等不良伴睡条件，6月龄后逐渐形成连续的整夜睡眠。

（四）疾病防治和伤害预防

营养缺乏性疾病（如营养性缺铁性贫血、维生素D缺乏性佝偻病）和感染性疾病（如呼吸道感染、腹泻等）是婴儿期的常见病，影响其生长发育，也是导致该期发病率高、死亡率高的主要原因。在儿童保健常规检查中应定期筛查营养缺乏性疾病，如定期监测体重、身长，筛查血红蛋白，检查骨骼体征等，指导合理喂养、辅食添加和维生素D、铁剂的补充，尤其纯母乳喂养的婴儿注意补充维生素D，4～6月龄后注意铁剂补充和（或）富含铁的固体食物引入，预防营养缺乏性疾病的发生；指导父母和养育人对婴儿的护理，包括保持居室通风、空气新鲜，进行户外活动、接受阳光照射；衣服适中并宽松柔软，不去人多嘈杂的环境，预防、减少呼吸道感染的机会；按照辅食添加原则逐步引入各种固体食物并转换食物质地，注意食品卫生，以适应并促进婴儿胃肠道功能的发育和成熟，预防消化不良、消化道感染。一旦筛查发现异常，应及早干预，及早诊断和治疗。

家庭对婴儿的身体、情感和心理虐待或忽视会严重影响儿童大脑结构和功能的发展，不仅影响儿童生长发育，儿童成长后也更容易发生行为问题、犯法及成年期慢性病及癌症。应注意环境危险因素的识别，及时提供帮助，保护儿童成长。提醒父母注意伤害预防，如避免给婴儿进食坚果类食物，以免噎塞或误吸入气道，小物件放在婴儿够不到的地方，床或楼梯口安装防护栏等。

（五）免疫接种

按计划免疫程序定期完成卡介苗和脊髓灰质炎、百白破、麻疹、乙型肝炎等疫苗接种。

（六）健康教育

儿童健康成长所需要的预见性指导和支持与亲子关系的所有技能有关：包括培养、指导、保护、分享和起模范带头作用。与其他技能一样，这些技能也是通过学习并加以时日来完善的，母亲是婴儿的第一任保健员、教养员。因此，儿童保健工作者要利用多种方式和渠道，如网络、社区健康教育、育儿课堂等，为母亲及其家庭成员提供建议和支持，促进父母积极养育，宣传具有循证依据的育儿知识，包括婴儿的生长发育、合理的膳食营养和喂养、如何促进儿童的早期发展、常见疾病防治及伤害预防等科学知识，提高父母和家庭成员的育儿技能。健康教育的内容应结合实际，并富有科学性和趣味性，不仅通俗易懂，同时传播科学育儿理念，为父母和家庭遇到的问题和困难提供帮助和支持，从而为儿童的健康和发展提供最佳的家庭和社会环境。

第四节　幼儿期保健

一、幼儿期特点

自满1周岁至3周岁为幼儿期。此期的特点如下。

（1）体格生长速度较婴儿期缓慢，食物已转换为固体，如果不注意均衡膳食，供给充足的营养，仍易发生体重增长缓慢，甚至营养不良。

（2）神经精神发育较迅速，语言、动作能力和情绪行为明显发展，培养良好的行为习惯非常重要。

（3）活动范围扩大，缺乏对危险事物的识别能力、自身保护意识和能力，容易发生意外伤害和中毒，应注意预防。

（4）活动范围增加，接触感染的机会增多，必须注意预防传染病。

二、幼儿期保健措施

（一）均衡营养，合理膳食

可继续给予母乳喂养直至2周岁（24月龄）及以上，不能母乳喂养或母乳不足时，需要以配方奶作为母乳的补充。13～24月龄幼儿的能量来自固体食物，母乳喂养的婴幼儿99%的铁来自固体食物。幼儿的膳食必须能供给足够的能量，富含铁和各种营养素，以满足体格生长、神经精神发育和活动增多的需要，同时，应根据幼儿的牙齿发育情况，适时增加细、软、碎、烂的膳食，种类不断丰富，数量不断增加，逐渐向食物的多样化过渡。注意培养良好的进食习惯，提倡顺应喂养，鼓励但不强迫进食。

幼儿的均衡膳食主要应包含乳类（维持在500mL左右），米、面等碳水化合物类，鱼、肉、禽、蛋类（蛋白质），蔬菜、水果类，不仅要提供足够数量的能量和各种营养素，以满足机体正常的生理需要，还应保持各种营养素之间的互补平衡，以利于营养素的吸收和利用。制备均衡膳食时必须达到下列要求。

（1）质优：膳食中有营养价值较高的各类食品。

（2）量足：能满足机体生长发育需要量的足够进食量和达到供给量标准80%以上的营养素摄入量。

（3）各种营养素之间的比例适当、合理：例如，三大供能食物的正确比例是，蛋白质供能占总能量的12%～15%，脂肪占20%～30%，糖类占50%～60%。

（4）尽量减少糖和盐的摄入。

（5）注意饮食卫生和进食安全：保证食材新鲜、安全，食物制作清洁卫生、生熟分开，避免噎食或食物误吸。

幼儿膳食每日以5～6次进餐较好，即每日3次主餐，上、下午两主餐间各安排以奶类、水果和其他稀软面食为内容的点心，晚饭后也可加餐或点心，但睡前应忌甜食，以预防龋齿。一般每日能量的分配大致是：早餐占25%，午餐占35%，晚餐占30%，2次点心占10%左右。应重视幼儿良好饮食习惯的培养，饮食安排要逐渐做到定时、适量、有规律的进餐，每次进餐时间不超过30分钟；鼓励、安排幼儿和全家人同桌进餐；培养孩子集中精力进食，避免其他活动干扰；父母以身作则，以良好的饮食习惯影响幼儿，鼓励幼儿尝试新食物，避免幼儿养成偏食、挑食的不良习惯；创造愉悦、良好的进餐环境，鼓励、引导幼儿使用匙、筷等餐具并自主进餐。

（二）定期健康体检，监测体格生长和心理行为发育

幼儿期继续定期健康体检，监测体格生长和心理行为发育，了解幼儿的营养、体格生长及语言、认知、交流和情绪的发育情况，间隔时间可较婴儿期延长，每6个月1次。该期健康检查除测量并评价体格生长外，体检中应注意检查双眼共轭眼球运动，口腔乳牙萌出及其发育情况，神经系统观察运动、语言认知和交流能力。如在健康体检中发现体格生长偏离正常范围、营养缺乏性疾

病、肥胖，应纳入营养性疾病管理，予以进一步检查、诊断和指导干预、治疗，增加体检次数，随访监测治疗效果，好转或治愈再予以结案，并继续常规儿童保健管理。如发育监测中发现有运动、语言、交流发育迟缓或障碍可疑，或行为问题，应及时进行标准化的发育筛查，如发育筛查提示异常，应进一步进行综合的发育评估或转诊，结合医学检查评估以明确诊断，制订干预、治疗方案；如发育筛查未提示异常，应提供早期干预指导并增加随访次数。如条件允许，可在18月龄、30月龄时实施定期的标准化发育筛查，提高发育迟缓/障碍的早期识别率。

（三）促进动作、语言、认知和情绪/社会能力的发展

幼儿期神经精神发育较迅速，语言、动作能力和情绪行为明显发展，此期保健应注意促进幼儿动作、语言、认知和情绪/社会能力的发展，同时，培养幼儿良好的行为习惯。

1.促进幼儿动作发展

幼儿1~1.5岁学会走路，独走稳，2岁以后能够并且喜欢跑、跳、爬高。与此同时，手的精细动作也发展起来，能将小丸放入瓶中，并能取出小丸；可以几页几页地翻书；初步学会用玩具做游戏。幼儿开始自己独走时走不稳，头向前，步子显得僵硬，走得很快，常常跌跤，此时，父母和养育人要提供给幼儿安全的活动空间，鼓励幼儿学会掌控自己身体的平衡性和协调性，又要随时注意防止因跌倒而出现意外事故，尽可能和幼儿一起在地板上玩，让幼儿学会重心转移、姿势变换，如蹲下捡玩具，双手抱着玩具走，拖着玩具侧身走、倒退走，攀爬楼梯、扶着栏杆上下楼梯，最后鼓励幼儿独自上下楼梯。为了发展幼儿的跑、跳、攀登等动作的协调性，应经常带幼儿到户外去活动，玩小滑梯、平衡木、攀登架等，在保证幼儿安全的前提下，积极鼓励幼儿自主活动，掌握各种运动技能。

1~2岁幼儿的各种精细动作发展较快，已逐渐学会用手指捏取、戳、旋开盖子等动作，手-眼协调功能发展更加准确，会用小匙把食物送到嘴里，端起杯子喝水，能用积木搭"高塔"，把小丸放进瓶子。2岁半以后，能拿笔"画画"，学会用小毛巾洗脸。这一时期，应注意指导父母和养育人积极鼓励、引导幼儿的精细动作和手-眼协调能力的发展，示范并鼓励幼儿自己去尝试各种动作，不要剥夺幼儿尝试和自我训练的机会。

2.促进幼儿语言发展

出生后第2、3年是儿童口语发展的快速进展期，也是语言和言语发展的关键期。此期应指导父母和家庭成员为幼儿提供良好的语言刺激环境，1岁以前是前语言发育阶段，1~3岁为早期语言发育阶段。1~1.5岁开始应用单字，1.5~2岁是两字词的发育阶段，幼儿出现句子结构，词汇从数十个发展到200多个，每个主题有2~3种变换性表达，模仿能力增加。此期应指导父母和养育人做以下行为。

（1）多说：经常结合日常生活中接触的事物，如幼儿活动、游戏、看图片和（或）实物时，多和幼儿说话，以正确的语法、缓慢的语速和清晰的发音与幼儿说话，告诉幼儿物体的名称、用途、颜色、形状、大小等，以扩展幼儿的词汇量，鼓励幼儿模仿发音。

（2）多读书：可以先从1张、2张图片开始，然后过渡到配有很多插图的彩绘本，最终慢慢进入以文字为主的阅读，让幼儿逐渐把看见的图像与听觉语言联系在一起，这样有助于幼儿养成阅读的习惯。

（3）讲故事：挑选一些简单、精致的故事书，用简洁易懂的语言讲给幼儿听。经常讲故事，幼儿能从经典的儿童故事里学会勇敢、诚实、勤劳和爱，同时也可以帮助幼儿获得良好的表达方式。

2~3岁为幼儿语言的3~4个字句子的发育阶段，词汇量大大扩展。3岁的幼儿已能说出自己的名字、年龄、性别，认识常用的物体和图片，按2~3步的指令做事。此时，幼儿说话的积极性很高，但常常用词不当，发音也往往不正确；同时，因想象力快速发展，而大脑中词汇的储存量尚不够，常常会出现"口吃"，即发首个字词时重复、困难，应指导父母及养育人以鼓励的态度耐心等待、倾听幼儿说话，并放慢说话和做事的速度。如幼儿构音不清或发音不准，应首先肯定幼儿的说话，再以正确的读音重复幼儿说的字词或句子，予以示范，以便幼儿辨音和模仿。

如怀疑幼儿有语言发育迟缓，或语言理解或表达问题，应接受全面的体格检查、发育测评和听力测试，必要时转诊至发育儿科医师进行深入评估，早期发现、诊断语言发育迟缓（障碍）或听力损害非常重要，通过早期干预和治疗可以避免影响其他方面的学习能力。

3.促进幼儿认知和社会情绪发展

1~2岁的幼儿开始以不同的方式探索物体（摇动、打击、扔、摔下），已学会找到隐藏的物品，模仿姿势，使用机械玩具；1.5~2岁逐渐开始玩假扮性游戏，如和洋娃娃、小动物或人玩过家家；根据形状和颜色将物体分类；2~3岁完成3~4块组成的拼图游戏；理解数字"1""2"的概念。1岁以后认知能力的提高使幼儿的情绪反应更有情境针对性，社会情绪增多。2~3岁开始出现自我意识，把自己作为主体来认识，从自己称呼自己的名字变为称自己为"我"，逐渐出现自我评价。此期幼儿表现出对自主性的强烈要求，当他们独立行动的愿望受到大人的限制，而言语表达和控制能力较弱时，就以发脾气来对抗限制，这便是"第一反抗（违拗）期"。

此期要指导家长促进幼儿认知和社会情绪的发展，同时培养幼儿良好的行为习惯和坚强的意志品格。提供幼儿合适的玩具和图书。在此过程中，还要善于结合幼儿的生活，指导他们认识社会和自然界的各种活动，向他们提出一定的任务，引起他们对一类事物进行分析、比较的兴趣，启发并培养他们分出一类事物共同的本质特性，舍弃外部的非本质特性的能力；训练他们正确使用语言（词）进行概括，形成概念。还要经常给他们提出观察的任务，在观察过程中有计划地教幼儿进行分析、综合和比较，提高抽象概括能力；还要多给幼儿讲故事，正确组织幼儿的游戏，特别是创造性的游戏。要指导他们看图书，指导他们玩橡皮泥、画画、做假扮性游戏等。通过各种生动活泼、丰富多彩的形式和内容，促进幼儿语言、思维和社会情绪的发展。

4.培养良好的行为习惯

如厕训练是该年龄期的发育性技能训练之一。指导父母或养育人做以下行为。

（1）了解幼儿已准备好如厕训练的发育性征象：如已能理解先后顺序的简单指令，理解因果关系；能模仿成人的行为；能自由走动，自己拉下裤子，并表现对自我身体（如尿片干、湿，便意）的意识。

（2）帮助幼儿掌握这一技能的策略：鼓励幼儿观察父母或其他幼儿的如厕；穿容易脱下、拉上的裤子；允许幼儿不脱裤子坐坐便器以便习惯坐便器；鼓励幼儿每天更多使用坐便器；对幼儿的尝试和成功给予肯定和表扬。这一过程可伴随成功和许多反复，不断适应和开始。应让家长有足够的信心和耐心，帮助幼儿掌握这一技能，理解最重要的目标是增强幼儿的自信和自我评价，使幼儿自己承担起控制的责任。

（四）预防接种，加强免疫

1岁以内预防接种的基础免疫已基本完成，但每种菌苗或疫苗接种后所产生的免疫力只能持续一定的年限，故要根据每种菌苗或疫苗接种后的免疫持续时间，按期进行加强免疫。

（五）疾病防治和传染病管理

幼儿的免疫功能尚未发育完善，而活动范围增加，急性传染病在幼儿期疾病中占重要位置，威胁儿童的健康水平。此期应按照预防为主的卫生方针，积极采取综合措施，做到防治结合，控制传染病流行。

1.控制传染源

许多传染病在发病早期传染性最强，因而应尽早管理传染源，以防止传染病蔓延。儿童保健管理中，应根据各种传染病的高发季节，宣传该季节预防高发传染性疾病的知识。若发现患儿要早期报告，对发现和报告的病例都要及时进行家庭访视。访视时，应详细询问病史，包括疾病传播途径、可能的传染源、接触史及患儿起病后与之接触的人员等，对患儿进行详细的体格检查和相关实验室检查，及时诊断，指导隔离，并进行治疗。对于在家庭中隔离、治疗的患儿，社区儿科医师要根据病情轻重按期出诊，做到患儿不出门，医药护理送到门，直到患儿痊愈。

做好传染病的登记、报告工作，法定传染病填写传染病报告卡，及时向当地防疫站报告。对与传染病密切接触者应进行登记，积极采取预防措施，并进行医学观察，必要时进行检疫。对家庭中的带菌者或慢性病患儿要进行登记管理，督促治疗，至痊愈为止。

2.阻断传播途径

采取必要措施，阻断病原体从传染源（患儿）至易感人群（儿童）的传播途径。

（1）在疫源地，要指导患儿家庭对患儿的各种排泄物随时进行消毒，其目的是随时随地迅速消灭从患儿机体中排出的病原体。

（2）注意环境和个人卫生，定期进行清洁消毒：对饮用水和食物要进行卫生监督，保证提供给婴幼儿新鲜、符合食品卫生标准的食物；此外，指导家长和养育人员培养幼儿良好的卫生习惯，如饭前、便后洗手。

3.管理易感人群

调查易感儿，建立预防接种登记卡，有计划地进行各种预防接种是保护易感儿童的有效措施；对曾经与某种传染病有密切接触史的幼儿也要进行登记，根据具体情况考虑被动免疫和医学观察。

（六）儿童保护和伤害预防

注意识别儿童虐待或忽视等的早期征兆，如父母或养育人的酗酒、赌博，曾有家庭暴力，儿童身上有多处烫伤、刀伤等伤疤，如有这些情况应及时记录、反映，通过社会工作服务及相关机构调查并协助解决问题。

幼儿活动范围扩大，喜欢探索周围世界，但缺乏对危险事物的识别能力和自身保护能力，容易发生意外，要积极预防。对父母及家庭成员进行防范幼儿意外伤害的健康宣教，组织幼儿在固定的、安全的场地玩耍，不要让幼儿脱离成人视线单独行动，以免发生意外。危险物品，如火柴、热水瓶、剪刀、药品等应放在幼儿不能拿到的安全地方，电源应有保护装置或在儿童摸不到的地方。窗户要有插销和栏杆，床栏杆的插销在儿童上床后插好，使用婴幼儿专用的汽车安全座椅。

开展对父母和养育人有关婴幼儿食品卫生的健康知识宣教。婴幼儿食品应新鲜，不提供腐败变质的食物。剩余食物应丢弃或妥善保管，临吃前应加热煮沸，以确保安全。注意餐具消毒，生熟食品分开，夏季应特别注意食品卫生，如凉拌食物，一定要用清水洗净，用开水烫过后再凉拌食用。此外，要经常教育儿童不要随地捡东西放在口中，更不要捡野果吃，以防食物中毒。

在农村，指导父母及家庭成员加强农药保管，加强防范意外中毒的意识。农药、化学毒物须放在儿童不能拿到的地方，不用时要盖好、封好，放在固定的地方并上锁。喷过农药的农田、菜地、果园要设立明显的标志，在7~8日内严禁儿童入内玩耍。盛装农药的容器（袋、瓶等）不要乱放，更不可将容器用作其他用途。经常教育儿童不要玩弄装过农药的瓶子或其他容器。在冬季要注意预防煤气中毒；在夏秋季要注意预防溺水。

第五章　儿童与青少年的生长发育

人的生长发育是指从受精卵开始到成人的发展和成熟过程，包含体格生长发育和神经心理行为发育两个方面。人类的生长发育，不论在总的速度上还是在各器官、系统的发育顺序上，都遵循一些共有的规律。认识这些一般规律，掌握儿童青少年形态、功能、心理发展的年龄特点，是开展生长发育评价，探究生长发育影响因素，制订各项健康促进策略和学校卫生政策的前提和依据。生长发育研究是儿童青少年卫生学学科的重要基础之一。

第一节　生长发育的基本概念和一般规律

一、生长发育的基本概念

（一）生长

属量变范畴，包括形态生长和化学生长。前者主要指细胞、组织和器官等在数量、大小、重量上的增加；后者主要指细胞、组织、器官、系统的化学成分变化。日常工作中使用较多的是涉及形态变化的生长，如身高生长、体重生长等。

（二）发育

属质变范畴，是细胞、组织、器官和系统的功能分化与成熟，包括"身"（体格、体力）和"心"（心理、行为）两个密不可分的方面。

生长是发育的物质基础。细胞、组织、器官形态变化的同时，必然伴随着功能的分化和增强，通常并述为"生长发育"。有时也可用"发育"一词来指代生长，比如用体格发育表述其生长过程中的形态变化，但不能反过来以"生长"指代发育。在心理学和教育学领域，"发育"也称"发展"。

（三）成熟

指生长和发育达到一个相对完备的状态，标志着个体在形态、功能和心理-行为方面达到成人水平，具有独立生活和生养下一代的能力。

生长和发育相互交织，共同组成机体成长的动态变化过程。

二、生长发育的一般规律

生长发育的一般规律是指生长发育过程中所具有的普遍方式。受种族、遗传、环境等诸多因素的影响，每个儿童的生长发育都有其特殊性，但又都遵循一些普遍规律。了解生长发育的一般规律，有助于正确评价儿童生长发育现状，探究既往生长发育史和未来生长潜力。

（一）生长发育的连续性和阶段性

从受精卵开始到发育成熟，人体各组织、器官、系统在不同时期有不同的生长速度，但在发育成熟前，生长发育是一个持续、累积的动态过程，该过程有量的积累，同时伴随功能的成熟。

根据不同时期儿童的生长特点和发展任务，将连续的生长发育过程人为地划分为不同的阶段，提出了生长发育的年龄分期（表5-1）。这里所指的发展任务是指在一定的年龄阶段，儿童的心理-行为成熟程度应当达到的水平。发展任务既是特定年龄阶段的基本教养目标，也是判断个体或群体发育水平的重要依据。

表 5-1　生长发育的年龄分期

发育阶段	粗略年龄范围	发育阶段	粗略年龄范围
产前期	胎儿阶段	学龄期（童年中期）	6 岁至青春期开始
婴儿期	0~1 岁[a]	青春期	10~20 岁[b]，女孩比男孩早 1~2 年

发育阶段	粗略年龄范围	发育阶段	粗略年龄范围
幼儿期（学步儿期）	1～3 岁	青年期	18～25 岁 [c]
学前期	3～6 岁		

注：a. 多数国外儿科学和发展心理学将 0～2 岁界定为婴儿期；b. 青春期年龄范围尚无清晰的界定，表中为 WHO 建议的年龄范围；c. 联合国将 15～24 岁界定为青年期

发育分期的提出适应了医疗和卫生保健工作的需要，与教育阶段的划分也基本一致。实际上，各年龄期的规定是人为的，相邻各年龄期间并没有明显的界限。

（二）生长发育的程序性

生长发育阶段是对生长发育连续性的渐变性认识，前阶段为后阶段奠定基础，后阶段是前阶段的发展趋势；任何一个阶段的发育出现障碍，都将对其后的阶段产生不良影响。各发育阶段顺序衔接，使生长发育呈现鲜明的程序性，表现为：从胎儿期至儿童期，生长发育遵循着头尾发展和近侧发展的原则；在青春期，遵循向心发展原则。

1.头尾发展律

胎儿-婴幼儿期体格和粗大动作发育遵循头尾发展律，即生长的顺序由头部到尾部。

在体格发育方面，头颅发育早于躯干，躯干早于四肢，保证了神经系统的优先发育。胎儿期头颅生长最快；婴儿期躯干增长最快；2～6岁期间下肢增长幅度超过头颅和躯干，直至青春期生长突增高峰，下肢的增长最快；其后，躯干再一次成为生长最快的身体部位。随着儿童的生长发育，其身体各部分比例不断变化。2个月胎儿头长占整个体长的50%；1岁时头长占20%；至成年终身高时，下肢占整个身高的50%，头长仅占12%。

粗大动作的发育也遵循头尾发展律，头、颈、上端的动作发展先于腿和下端。婴儿的粗大动作遵循着抬头、翻身、坐、爬、站、走、跑、跳等特定的程序发展。

2.近侧发展律

婴幼儿在向上生长的同时，也按照近侧发展律向外生长，即生长的顺序从身

体的中部（或近端）到周围部分（或远端）。例如，妊娠期胎儿的胸腔和内部器官最先形成，然后是胳膊和腿，最后是手和足；在婴幼儿期，近躯干的肩部肌肉先发育，然后发展到上臂、前臂、手腕、手指远端小肌肉，使婴幼儿的精细动作发育也呈现近侧发展律。

3.向心律

在青春期，身体形态发育遵循向心律，即呈现从周围（或远端）到中心（或近端）的生长顺序。下肢生长突增先于上肢，四肢先于躯干，呈自下而上，自肢体远端向中心躯干的规律性变化。

青春期，下肢加速生长以足长的突增最早出现，也最早停止生长；足长突增后小腿开始突增，然后是大腿、骨盆宽、胸宽、肩宽、躯干高，最后是胸壁厚度。上肢突增的顺序依次为手长、前臂和上臂；手的骨骺愈合也由远及近，呈现指骨末端、中端、近端→掌骨→腕骨→桡骨、尺骨近端的生长顺序。

（三）生长发育速度的不均衡性

整个生长期，体格生长是一个连续过程；生长不是匀速进行的，各发育阶段生长速度不同，有快有慢，使生长速度曲线呈波浪式变化；同时，身体各部分的生长速度也不同，使身体各部分比例不断变化，最终形成成人的体态。

1.生长速度曲线呈波浪式变化

以身高和体重为例，每个人都经历了两次生长高峰。第一个生长高峰出现在胎儿中后期至婴儿期，在出生后第一年内体重和身长仍快速增加，体重增加6～7 kg，至1岁末体重约为出生时的3倍；身长增加25～27 cm，约为出生时的1.5倍。自出生第二年以后，生长速度快速下降；至青春期再次快速增加，出现第二个生长高峰。

Karlber et al.提出，按照生长调控机制的不同，生长模式可分为宫内和出生后生长，而出生后生长又分为婴儿型、儿童型和青春期型3种模式。

（1）胎儿期生长：主要受控于营养状况，母亲的体格、宫内营养状态等与胎儿出生体重、身长密切相关。宫内营养状态可影响胎儿胰岛素水平，继之影响胰岛素样生长因子（IGFS）的水平，从而影响胎儿生长。因此，胎儿期生长的调控是以代谢轴为调控生长轴而进行的。

（2）婴幼儿生长：出生后至2岁，体格生长速度处于高峰状态；2岁后生长速度逐渐下降，并过渡到儿童时期的生长模式。出生后6个月内的生长调控仍维持了胎儿期主要受营养代谢调控的模式；其后垂体-生长激素轴开始呈现促生长作用，并逐渐替代了营养代谢调控模式。因此，婴儿期的生长可以看作是胎儿期生长模式的延续以及向儿童期生长模式转化的过渡阶段。一般认为，婴儿期的生长模式在2周岁左右基本终止。

（3）儿童期生长：经过婴儿期的过渡，生长速度下降并相对稳定于5～7cm/yr。生长速度并非均匀，一年内的不同月份生长速度也可有波动。因此，为准确评估生长速度，应至少追踪观察6个月（最好12个月）。儿童期的生长主要受生长激素轴调控，并受遗传、营养、精神心理状态等影响。

（4）青春期生长：青春发育启动后，体格生长进入出生后的第二个高峰期。以身高的快速增长为特点，表现为加速—减速—停止的生长模式，此独特的生长模式受生长激素轴和下丘脑-垂体-性腺轴（HPG轴）的协同调控。

①青春期早期：性激素和生长激素（GH）的相互作用触发了青春期生长加速。性激素通过刺激GH分泌以及协同GH共同促进IGF-1的释放，触发了青春期生长加速。

②青春期中期：生长加速的幅度与性激素和GH-IGF-1作用有关。GH与性激素存在相互协同作用，从而维持了正常的身高速度高峰（PHV）的增幅。

③青春期后期：性激素部分地参与了骨骺闭合。在青春期后期，GH分泌逐渐降低，并向成人分泌模式转变；同时性激素水平显著升高，对骨生长呈现出抑制性调控—加速骨成熟，激发骨骺融合，使身高生长减速直至停止。当生长停止后，GH-IGF-1的作用转为代谢调控，而不再与生长有关。

2.各形态指标和身体各部分的生长速度不同

从不同形态指标生长速度曲线的年增加率来看，体重峰值较高，而身高峰值较低；胸围、四肢围度的生长速度曲线形状与体重相似；坐高、四肢长与身高的生长速度曲线相似；肩宽、骨盆宽处于两者之间。

由于身体各部分的增长速度不同，出生后的整个生长过程中，身体各部分增长幅度的比例大致是头颅增1倍，躯干增2倍，上肢增3倍，下肢增4倍，最终形成以较小的头颅（占全身12%）、较短的躯干、较长的下肢（占全身50%）为特征的成人体态。

（四）各系统生长模式的时间顺序性与统一协调性

人体各器官、系统的生长发育模式在时间进程上各有先后，Scammon将其大致归为4类。

1.一般型

全身的肌肉、骨骼、主要脏器和血流量等，生长模式与身高、体重相似，先后出现胎-婴儿期和青春期两次生长突增，其余时间稳步增长；青春发育后期增长幅度减慢，直到成熟。

2.神经系统型

脑、脊髓、视觉器官和反映头颅大小的头围、头径等，是优先发育的系统，只有一个突增期，出现在胎儿期至6岁前。在神经系统中，大脑发育最早，在出生后头2年发育最快，6岁时脑的大小和重量已接近成人水平。神经系统"优先发育"的生长模式对提高婴幼儿生存能力，保障其他器官、系统的有序发展具有特殊意义。

3.淋巴系统型

胸腺、淋巴结、间质性淋巴组织等，在出生后的前10年生长非常迅速；青春期达到顶峰，12岁时约为成人的2倍；其后，伴随其他系统功能的逐渐成熟及免疫系统的完善，淋巴系统逐渐萎缩。

4.生殖系统型

在青春发育前，生殖系统形态几乎没有发展；至青春期启动开始迅速发育，并通过分泌性激素，促进机体的全面发育成熟。

机体各系统的发育既不平衡又相互协调，任何一个系统的发育都不是孤立的，而任何一种作用于机体的因素都可对多个系统产生影响。例如，体育锻炼不仅促进肌肉和骨骼发育，也促进呼吸、心血管、神经系统功能的提高。

第二节 儿童青少年体格生长

体格生长指人体外部形态、身体比例和体型等方面随年龄而发生的变化。

一、体格生长的阶段变化

从胎儿期到发育成熟，体格生长大体经历了4个阶段。

（一）第一次生长突增期

身长的突增期从孕中期开始持续至1岁末。身长在整个胎儿期平均增长50cm，其中孕中期（孕13～27周）增长27.5cm，占胎儿期身长总增长量的50%以上；出生后第一年平均增长25cm；第二年平均增长10cm。

体重的突增期从孕晚期开始持续至1岁末。体重在整个胎儿期平均增长3kg，其中孕晚期（28周至分娩）增长2kg，占胎儿期总增长量的70%左右；出生后第一年平均增加6～7kg，至1岁末体重约为出生时的3倍，2岁达出生时的4倍。

（二）相对稳定期

从2岁到青春期发育启动前，体格生长持续而稳定。儿童身高每年增长5～7cm，体重每年增长2～3kg。

（三）第二次生长突增期

又称青春期生长突增，出现于青春发育早期。身高从每年增长5～10cm开始，逐渐进入突增高峰，最大年增长值可达10～14cm。体重从每年增加4～7kg，至突增高峰可达8～10kg。

（四）生长停滞期

在经历了青春期生长突增后，自青春中后期开始，身高生长缓慢并逐渐停止，体重一般也停止明显增长。

二、身体比例的变化

通常通过两类指数反映生长发育中身体比例的变化。

（一）反映身体各横截面指标的相互关系

如胸围/身高指数、肩宽/盆宽指数、BMI等。目前，国内外使用较多的是BMI。BMI的高百分位数值或低百分位数值的变化能灵敏地反映体重/身高比例关系失调对儿童超重和肥胖、营养不良流行产生的影响。近半个世纪以来，我国大城市儿童BMI的P_{80}以上各百分位数值持续上升，百分位越高增幅越大。对BMI高百分位数值的变化实施动态监测可以为制定肥胖防治策略、措施提供重要依据。

（二）反映个体下肢长度和身高间的比例关系通常使用 3 项指标

1.坐高/身高指数

在青春期生长突增高峰前随年龄增长而下降，突增高峰后随年龄增长而上升，20岁后趋于稳定。我国儿童生长长期趋势：随着年代的变化，该指数下降趋势明显，提示下肢长增幅较躯干更加明显。

2.下肢长指数 I

$$I = \frac{身高 - 坐高}{身高} \times 100\%$$

间接反映下肢长的变化。在生长长期趋势中，随着年代变化，该指数上升。

3.下肢长指数 II

$$II = \frac{身高 - 坐高}{坐高} \times 100\%$$

青春期中后期坐高值相对稳定，因此该指数分母以坐高代替指数 I 中的身高，直接反映下肢长的变化。

三、体成分发育

身体成分简称"体成分"，指人体总重量中不同身体成分的构成比例，属化学生长范畴。体成分是反映人体内在结构比例特征的重要指标，能反映人体的体质状况、体型特征和身材大小，也是诊断肥胖和超重、准确衡量体重控制效果的参考依据。体成分在研究体格发育与健康的关联方面发挥关键的中介作用。

（一）体成分模型

目前在生长发育相关研究中常用到两类体成分模型：两组分和多组分模型，其中以两组分模型更为简单常用。

1.两组分模型

由Behnke et al.在1942年建立，即以脂肪组织为核心将人体分为体脂重（FM）和瘦体重（FFM）两部分。体脂重占体重的百分比称体脂率（BF%）。瘦体重又称去脂体重（LBM），包括全身的总水量、蛋白质、无机物和糖原等。

2.多组分模型

该模型中最具影响力的是人体成分的5层次模型，该模型将已知的约40多种人体成分归纳到5个层次中，即原子层次、分子层次、细胞层次、组织器官层次和整体层次。

（二）体成分发育的年龄特征

儿童自出生后，随着体格的生长发育，体成分也在不断变化。

1.体脂发育

理论上，体脂是指全部人体中可用乙醚提取的成分。实际工作中，通常通过对局部脂肪组织的测量来推算全身脂肪量，常用测量方法包括皮褶厚度测量法、双能X线吸收法（DEXA）、CT法和磁共振成像（MRI）法等。

体脂发育规律可用体脂量、BF%和皮下脂肪厚度的年龄变化特征反映。

（1）体脂量：在婴儿早期，男女儿童体脂含量相当；至青春期前，女孩的总体脂、躯干和腹部脂肪量均大于男孩，男孩则瘦体重明显高于女孩。青春期发育开始后，体脂生长模式的性别差异更加明显，男孩瘦体重增加显著，而体脂率随年龄增加逐渐减少；女孩则皮褶厚度、腰围和体脂率等反映体脂量的指标均随年龄增长而明显上升，显著大于同龄男孩。

Wells（2007）以体脂指数 $\left(FMI = \dfrac{体脂重}{身高^2} \right)$ 描述男女儿童0～20岁的体脂发育规律。在生命早期，男女儿童体脂量接近；在儿童期，均出现下降；在青春期，女孩的体脂成分大量增加。总体而言，在整个生长发育期，女孩的体脂含量均高于男孩，且自青春期开始差异逐步扩大。

（2）BF%：Samuel et al.（1982）报道了0～10岁儿童BF%的年龄变化规律。婴儿6个月时BF%达最高，以后逐渐下降；男孩7岁、女孩6岁时为最低水平，其后又逐渐升高；之后，伴随年龄的增长，女孩BF%高于男孩的趋势越来越明显。

Wang et al.（2007）通过DEXA对中国乡村6～18岁儿童进行体脂测量，分析围青春期BF%的年龄变化趋势。男孩6～12岁，BF%呈持续缓慢增加，进入青春期后则明显降低；女孩青春期前表现为持续缓慢增加，进入青春期后则快速增长，呈现出明显的性别发育特征。

Laurson et al.（2011）利用美国全国健康和营养调查（NHANES）测量数据，以肱三头肌和肩胛下角部位的皮褶厚度估算BF%，发现：①男女孩在青春期生长突增前BF%均上升；②男孩的增长高峰在11岁，其后下降，青春后期再度上升，18岁时BF%平均为17.0%；③女孩在整个青春期BF%持续上升，18岁时平均为27.8%。

（3）皮下脂肪厚度：皮下脂肪约占全身脂肪的50%，皮褶厚度是反映皮下脂肪的常用指标。姚家兴等（1981）分析中国7～17岁儿童肱三头肌部、肩胛下角部、腰部、腹部、大腿内侧部的皮褶厚度，发现：①大腿内侧部、肱三头肌部皮褶厚度的发育特征相似，表现为青春期前男女均呈持续缓慢增加，进入青春期，男孩呈初期下降、后期回升，女孩呈持续快速增长模式；②腰部、腹部和肩胛下角部皮褶厚度的发育特征一致，在整个生长期，男女儿童均呈持续增长趋势，青春期性别差异加大，女孩增长快于男孩。

2.瘦体重发育

（1）瘦体重：Wells（2007）以瘦体重指数 $\left(FMI = \dfrac{瘦体重}{身高^2} \right)$ 分析0～20岁男女儿童青少年瘦体重的年龄变化规律。其呈现为：①整个生长期，男孩LBM的量始终高于同龄女孩；②青春期前，男女儿童LBM均随年龄增长而增加；③进入青春期后，男孩LBM增长量显著高于女孩，性别差异也随之扩大，10～20岁男孩LBM平均增长33kg，女孩则仅增长16kg。

（2）瘦体重成分：瘦体重中总水量、蛋白质、骨矿物质等成分的发育变化主要表现在以下几个方面。①新生儿各成分性别差异不明显；②从出生到10岁，总体水的比例相对稳定，但肌肉中的水分逐步减少，骨矿物质的比例逐步出现性别差异，男孩高于女孩，而非骨矿物质的比例在各年龄组相近，也无性别差异；③青春期，男女青少年总体水的比例均逐年减少，且男孩减少幅度大于女孩，性别差异出现并逐步扩大；④青春期，体内钙含量的改变与生长突增关系密切，男孩13～14岁总体钙增加最明显，增幅约达35%，女孩则在11～12岁增加最多，增幅约40%；⑤青春期LBM中骨骼成分的增长比非骨骼成分更明显。女孩骨矿物质的沉积在青春期开始后的3～4年实现；而男孩整个青春期均有沉积，且16岁后增加明显。

（三）体成分发育的种族差异

不同种族有不同的遗传背景、文化风俗和饮食习惯，其所处的地理环境也不同，这些都可能导致体成分的种族差异。

对美国非裔黑人、欧裔白人与西班牙裔儿童体成分的比较，在矫正体格大小后，可以发现西班牙裔儿童BF%最高，欧裔白人的内脏脂肪含量明显高于非裔黑人。

王京钟等（2004）对新加坡（南方华人）、北京（北方华人）和荷兰青少年（白人）的BMI、BF%比较发现，在矫正年龄、身高后，相同BMI水平下，南方华人青少年BF%明显较高，且这种种族差异性从青春期开始日益明显。南方华人青少年所呈现的BMI水平相对低而BF%相对高的特征，与其肢体肌肉重量较轻、骨骼较纤细的身体构成特征有关，故在相同BMI条件下其BF%明显高于白人。

对南亚印度人和欧洲白人的体脂分布比较也发现，体脂分布的种族差异在青春期前即已出现；南亚青少年有明显较高的BF%和躯干脂肪百分比，提示其体脂更趋向于中心性分布。

不同种族间BMI、BF%的差异，必然导致其瘦体重的差异。近年来，有关体脂瘦体重比值（体脂/瘦体重）的种族差异研究备受关注。临床证据表明，该比值越大，发生糖耐量异常、2型糖尿病、心血管疾病的风险也越大。流行病学分析提示，不同种族间体脂瘦体重比值的差异与上述慢性病发生的种族差异一致。Lear et al.（2009）比较居住在加拿大的土著人、华裔、欧裔、南亚裔的体脂瘦体重比值，经年龄调整后，无论男女，南亚裔都最高，加拿大土著人次之，华裔最低。

四、儿童青少年体能发育

体能也叫体适能，世界卫生组织（WHO）将其定义为具备充沛的精力从事日常工作和学习而不感疲劳，同时有余力享受休闲娱乐活动的乐趣，能够应付突发紧急状况的能力；即能满足生活需要和有足够的能量完成各种活动任务的能力。

美国Caspersen et al.（1985）将体能分为健康相关体能和运动相关体能两类，在体育科学界得到广泛认可和应用。健康相关体能是体能的基础部分，泛指人的体质，是维持身体健康，提高工作、学习和生活效率所必需的基本能力。运动技能相关体能则是建立在健康相关体能基础上，属于更高的需求层次。狭义的运动相关体能主要针对运动员，是竞技能力的重要部分。

对儿童青少年而言，两类体能相辅相成，提高两类体能水平，都应成为儿童青少年体能发展的努力目标。

（一）健康相关体能

美国体育与竞技总统委员会将健康相关体能确定为体成分、心肺耐力、柔韧性、肌力和肌耐力等4个要素。

1.体成分

无论是体脂，还是骨骼、肌肉和骨矿物盐等瘦体重成分，在身体质量（体重）中所占的构成比应达到合理水平。这对预防慢性非传染性疾病，如2型糖尿病、高血压、动脉硬化等有重要意义。

2.心肺耐力

反映心、肺及其所代表的循环系统、呼吸系统为身体活动提供足够氧气和养分的能力。心肺功能的强弱直接影响到全身器官和肌肉运动的效能和效率，是健康相关体能中最重要的要素。其中，心血管功能可通过一定负荷下人体心率、脉搏、动脉血压的变化来反映；肺功能可通过呼吸频率、肺活量、最大通气量（MVV）等指标反映；最大摄氧量（VO_2max）是综合反映心肺功能的指标。

3.柔韧性

指在无疼痛的情况下，人体关节活动所达到的范围和幅度；对于保持人体运动能力，防止运动损伤有重要意义。柔韧性指标有立位体前屈、坐位体前屈、俯卧上体上抬等。

4.肌力和肌耐力

肌力指人体各肌肉、肌群收缩时产生的最大力量；肌耐力指这些肌肉、肌群在一定时间内能多次重复收缩，或维持一定用力状态的持久力。肌力和肌耐力是机体正常活动和工作的基础。测量指标包括握力、背肌力、屈臂悬垂/引体向上、仰卧起坐等。

（二）儿童青少年体能发展的意义

儿童青少年健康相关体能的发展对增进心肺、肌肉和骨骼健康，减少成年期慢性非传染性疾病具有深远影响。体力活动，包括玩耍、游戏、体育锻炼、交通往来等是促进儿童青少年体能发展的主要途径。我国"每天锻炼1小时""阳光体育运动"是以提高学生健康相关体能为目标的重要措施。

大量研究已经证实了儿童青少年体力活动和体能发展对终生健康的重要意义。

体力活动与儿童青少年心肺和代谢功能健康呈正相关。足够量的体力活动可显著改善心肺和代谢功能健康指标。综合性观察和实验研究均表明，始于童年期的较高水平体力活动，可显著降低成年期心血管疾病、2型糖尿病等的患病率和死亡率。儿童青少年坚持每天1小时的中、高强度体力活动有助于长久保持其心肺和代谢功能健康。

此外，运动可增进青春期前、青春期的心肺健康，显著增进肌肉力量。对骨骼形成负荷的体力活动，可提高骨矿物质含量和骨密度。

（三）儿童青少年体能发育的特点

1.体能发育进程不均衡

突出表现在体能发育的年龄特征上，即不同的体能指标在不同年龄阶段的发育速度有快有慢。例如，心血管和肺功能指标随年龄增长而提升，有明显的突增表现。

最大摄氧量（VO_{2max}）代表机体的最大有氧代谢能力，是综合反映心肺功能的指标。该指标绝对值随年龄增长而逐渐上升，青春期后期达高峰。美国1999–2002年NHANES调查中发现，男孩VO_{2max}在12～16岁期间逐渐上升，17岁、18岁基本稳定；女孩12～18岁期间相对稳定，略有上下波动。

2.体能发育具有阶段性

儿童青少年的体能发展突出表现在身体素质方面，身体素质（如速度、力量、爆发力、耐力、灵敏性、柔韧性、平衡性等）的发展在学龄期呈现3个阶段性表现。

（1）快速增长阶段：出现在男孩6～14岁，女孩6～12岁。

（2）慢速增长阶段：出现在男孩15～18岁，女孩12～15岁。约85%女孩该阶段身体素质指标有暂时性停滞或下降趋势，在16～18岁出现恢复性增长；但是如果坚持锻炼，女孩将不出现身体素质的停滞或下降。

（3）稳定阶段：出现在男性19～25岁，女性19～22岁。

3.体能发育不平衡

由身体各部分发育的暂时性差异造成，在青春期生长突增阶段，肌力发育的不平衡现象尤其明显。青春期身高突增时，伴随长骨的快速生长，肌纤维首先表现为长度增长；突增高峰后长骨生长减慢，肌纤维发育逐渐表现为增粗。在青春期，肌肉的发育也遵循"向心律"原则，四肢肌肉发育早于躯干，躯干大肌群发育早于小肌群；整体上大肌群发育落后于身高突增8～10个月，小肌群落后12～16个月；全身肌肉的充分协调通常在青春期后期。

4.体能发育的性别特征

男女儿童青少年的身体素质指标发育曲线在生长过程中不发生交叉，男性始终优于女性。女性肌肉不如男性发达，骨骼承重和抗拉能力较差，心脏重量较男性低10%～15%，心脏容积、每搏输出量相对较小。

第三节　儿童青少年心理行为发育

在儿童成长过程中，心理-行为的发育与体格生长具有同等重要的意义。儿童心理-行为发育是一个复杂、持续发展的过程，从受精卵开始到成熟，每个年龄阶段都有不同的特征，其总趋势是从简单到复杂、从低级到高级的上升过程。婴幼儿期是心理-行为发育的关键期，也是人格的初步形成阶段，有巨大的发展潜力和可塑性；学龄前期是儿童入学前的生理-心理准备期；学龄期是心理-行为发育的重要转折阶段；青春期在生理发育逐步成熟的同时，其个性及其他心理品质表现出更丰富和稳定的特征。

心理-行为发育包括感知觉、运动、语言、认知、情绪情感、个性及社会化发展等方面，以神经系统特别是脑的发育和成熟为物质基础。了解和掌握儿童心理-行为发育的整体规律性和正常水平，对于早期甄别发育异常从而及早干预，帮助儿童早日回归到正常的发展轨迹上具有重要意义。

学习儿童心理-行为发展过程，需注意两个要点：①应了解儿童的运动、语言、认知、情绪、行为等在不同年龄段有不同的发展规律，具有动态发展、相对平衡的特点，故评价其心理-行为发展水平时，通常应以年龄别心理-行为发展水平为标准；②同龄儿童各种心理品质的发展水平上存在明显个体差异，只有当这些差异超过正常范围时，才属心理异常。

一、脑的发育

脑是人体结构和功能最为复杂和精细的器官。从人体解剖上，脑包括两个大脑半球、基底神经节和丘脑、脑干、小脑。大脑是思维之所，每个大脑半球可进一步分为额叶、颞叶、顶叶、枕叶等，各有其特定的功能。脑由大量神经元和神经胶质细胞组成，它们构成了脑的基本功能单位；神经元以功能网络的形式组织在一起，分布于脑的特定区域。

（一）生命早期的脑发育

神经元产生于胚胎早期的神经管，移行至特定位置，形成大脑的主要部分；继而逐级分化、扩散，各神经元间构成突触联结，构建功能各异的网络。胎儿期（受精后10~26周）是脑发育最快的时候，每分钟产生大约25万个神经元。到出生的时候，脑已经包含了一生之中的大部分神经元，为150亿~320亿个。

出生以后，神经网络会不断修饰，环境刺激促使神经元之间时而建立联结（突触发生）并得到加强，时而联结变弱并最终消失（突触修剪）。心理能力的发展不仅受神经元的数量影响，也受神经联结的数量和强度影响。除了突触变化外，神经元的发育还包括髓鞘化，即在神经元的轴突外围形成一层名为髓磷脂的物质；该物质由神经胶质细胞产生，起到绝缘的作用。髓鞘化后，电冲动能够在轴突表面的髓鞘之间不断"跳跃"传递，其传递速度比非髓鞘化轴突快100倍。

从脑的重量发育来看，胎儿期的最后3个月和婴儿出生后头两年可称为"大脑发育加速期"，成人脑一半以上的重量都在该阶段获得。婴儿出生时脑的重量是成人的25%，2岁时达75%。伴随脑重量的增加和神经网络的复杂化，功能发育随之加强。大脑各部位的发育遵循着一定的时间顺序，出生时发育相对最完善的区域是脑的低级中枢（皮质下中枢），这些中枢控制着觉醒、新生儿反射和其他如心率、体温、呼吸、消化和排泄等生命所必需的功能。大脑最先发育成熟的部位是初级运动区和初级感觉区，因此新生儿能够对外界刺激做出反射，具有感知运动能力；婴儿期某些先天反射（如抓握反射、巴宾斯基反射等）按照特定时间顺序的消失，意味着脑功能的进一步发展。

（二）童年期的脑发育

2～6岁儿童，脑重量仍以较快的速度增加，6岁时达到成人的90%以上。神经纤维分支显著增多、增长，使神经突触的联结形成和加强。同时，神经纤维的髓鞘化逐步遍及整个大脑皮层，使神经兴奋的传导更迅速准确；神经中枢的内在联系加强，分化作用提高，条件反射更加巩固和稳定。

7～8岁儿童神经突触分支更多、更密，大量神经回路形成。该阶段大脑额叶迅速增长，皮质内抑制和分析综合能力提高，为学习和记忆的发展创造条件，运动的准确性与协调性也得到发展，行为更有意识和主动。

脑适应环境要求的能力称为可塑性。脑一生都能根据学习经验发生显著变化。某些脑区，包括对学习和记忆起着关键作用的海马区，一生都能产生新的神经元。在经验的作用下，通过突触形成（突触发生）、突触消失（修剪）、突触增强和突触减弱的方式，神经元之间的突触联结能够不断得到修饰。在人的一生中，神经元和神经联结不断产生，脑发展出不断适应环境的结构。可塑性分为两种：经验期待型和经验依赖型。前者指遗传倾向所引起的脑结构的改变，发生于较早时期；后者指面对复杂环境时发生的脑结构改变，在一生中都能发生。与经验期待型可塑性相关的是经验期待型学习，即脑遇到相关经历时发生的一种学习，最佳的学习时期称为"敏感期"，如视觉敏感期、语音敏感期、语言学习敏感期。

早期经验的剥夺、不良教养和生活经历，影响神经元的产生（神经发生）、消亡和突触联结的修饰，将导致脑功能的永久性损害，应及早发现并采取措施，改善儿童营养、保健和教养环境。另外，生命早期的大脑两种类型的可塑性均很强，脑组织受损时具有很强的代偿、修复能力，早期诊断发育性损伤，给予功能性训练，可降低功能损害，减少不良预后。

（三）青春期的脑发育

从青春期到成年早期，脑体积持续增长，髓鞘化进程不断发展。美国国家精神卫生研究所Giedd J et al.应用脑成像技术发现，青少年的脑不仅远没有发育成熟，而且在青春期后，灰质和白质仍会发生显著变化，具体有以下一些脑区变化。

（1）调节奖赏行为的右脑腹侧纹状体会发生改变，促使青少年更倾向于高奖励、高危险的行为。

（2）在青春期前和青春期，胼胝体不断发育。

（3）松果体发生变化：松果体调节褪黑激素的分泌，在青春期每天的分泌时间比儿童期和成人期明显推迟，从而使青春期的睡眠模式发生改变。

（4）小脑继续发育直至青春期晚期：小脑负责姿势、运动和平衡能力，而且小脑通过大脑–小脑连接回路与大脑皮质联结起来，促进脑的各项能力（包括运动能力和心理能力）发展。如果大脑–小脑联结出现问题，将引起言语交流、社会行为和学习等心理功能障碍。

（5）前额叶皮质发生变化：从儿童晚期开始出现的第二次神经增殖和修剪高潮，最后发生"修剪"的区域就是前额叶皮质；前额叶皮质在10岁之前不断发展，青春期由于修剪的作用而使神经联结数量下降。前额叶皮质负责许多重要的执行功能，也与青春期情绪调控有关。

青春期心理变化非常显著，影响着青少年社会知觉、性格和心理疾病的发展倾向。青春期的多种心理变化都有一定的神经生物学基础，例如，青春期是情绪发展的关键时期，性激素在青少年的强烈情绪中发挥着重要作用。Steinberg et al.（2004）的研究表明，脑边缘系统（情绪调控中枢）存在性激素活动，这些激素能够直接影响5-羟色胺和其他调节情绪的神经化学物质，使青少年喜欢寻求冒险行为。由于青少年前额叶尚未发育成熟，迫使他们充分利用另外一个替代性的脑区——杏仁核区，这也是青少年较易出现不稳定行为的原因之一。脑成像技术发现，青少年皮质修剪中灰质平均损失15%左右，而精神分裂症个体的损失率达25%左右。青春期脑灰质下降以及脑结构的变化，可能是这一时期情绪问题的生物学基础。

二、认知的发育

认知指认识活动的过程，是大脑反映客观事物的特征、状态及其相互联系，揭示事物对人的意义、作用的一类高级心理活动。认知发育与脑的形态变化，功能发育有密切关系。认知能力包括感知觉、注意、记忆、思维和想象等方面，习惯上将认知与情感、意志相对应。

儿童的认知发育是一个具有质的差异的多阶段连续过程。皮亚杰将认知发展划分为4个阶段：感知运动阶段（0～2岁）、前运算阶段（2～7岁）、具体运算阶段（7～11岁）和形式运算阶段（11岁以后）。这些发展阶段代表了认知功能和形式的不同质的水平，每一阶段都是建立在前一阶段发展完成的基础之上，但儿童进入特定阶段的年龄存在很大的个体差异。

（一）感知觉发育

感知觉是认知能力中最优先发展的成分。感知觉是大脑对当前作用于感觉器官的客观事物的反映，儿童通过感知觉获取周围环境的信息，由此适应周围环境。

1.视感知发育

新生儿已有视觉感应功能，瞳孔有对光反应，在安静状态下可短暂注视物体，但只能看清15～20cm内的事物；第2个月起开始出现头眼协调注视物体的能力，从追视水平方向运动的物体发展到追随垂直移动的物体；8～9个月时开始出现视深度觉，能看到小物体；18个月时已能区别各种形状；2～3岁能正确辨别红、黄、绿、蓝四种基本颜色并出现双眼视觉；5岁时已可区别各种颜色；6岁时视深度觉已充分发育。

2.听感知发育

新生儿刚出生时双耳鼓室无空气，听力差，3～7日听觉已相当良好，50～90 dB的声音可引起呼吸改变；3～4个月头可转向声源，听悦耳声微笑；7～9个月能确定声源，区别不同语气的含义；13～16个月可寻找不同高度声源，听懂别人叫自己的名字；4岁时听觉发育完善。听感知发育和儿童的语言发育直接相关，听力障碍如果不能在语言发育的关键时期内或之前得到确诊和干预，则可因聋致哑。

3.味觉发育

味觉在婴幼儿期最发达，以后逐渐衰退。出生仅2小时的新生儿就能分辨出甜、酸、苦、咸等多种味道；4～5个月是味觉发育敏感期，对食物轻微的味道改变都能敏锐觉察，此期应适时添加各类转乳期辅食。

4.嗅觉发育

出生时嗅觉中枢与神经末梢已基本发育成熟；3～4个月时能区分愉快与不愉快的气味；7～8个月时开始对芳香气味有反应。

5.皮肤觉发育

皮肤觉包括触觉、痛觉和温度觉等。新生儿触觉发达，尤以眼、口周、手掌、足底等部位最敏感。触觉是婴儿认识事物的主要途径之一。抚触（touch）就是一种通过对婴儿触觉的刺激，增强其触觉敏感性，加强对外界反应性，从而促进其发育的手段。新生儿已有痛觉，但较迟钝，第2个月起才逐渐改善。温度觉在出生时就已很灵敏。

随着感觉功能的完善，儿童感知觉进一步发展，主要表现在以下几个方面。

（1）空间知觉：辨别形状和方向能力逐渐增强。3岁时能辨别圆形、方形和三角形，4～5岁时能认识椭圆形、菱形和五角形；3岁能辨别上下方位，4岁能辨别前后方向，5岁左右能以自身为中心辨别左右方位。

（2）时间知觉：幼儿已有粗浅的时间观念。4～5岁开始使用表示时间的词语，如"早上""晚上""今天"等；6岁时可掌握周、月、年等时间概念。

（二）注意力发展

注意力是指人的心理活动指向和集中于某种事物的能力。注意并非一个独立的心理过程，它是人们获得知识、提高工作效率的必要前提。

注意力的发展有其鲜明的阶段性特征。

（1）新生儿：出生12～24小时后，就会把眼睛转向光源；强的响声还可使其停止吮吸动作。这种无条件定向反射是最原始的初级注意。婴儿6个月前的注意主要表现在视、听知觉上。6个月后，婴儿注意迅速发展，不仅表现在视听觉方面，还表现在吸吮、抓握、够物等方面。婴儿越感兴趣的对象，集中注意的时间越长。1岁婴儿的注意时间一般为2分钟左右，以无意注意为主。此后伴随语言的发展，儿童开始出现有意注意的萌芽。

（2）学龄前儿童：学龄前儿童依然以无意注意占优势，注意的稳定水平较低，注意时间短、易分散、注意范围窄。强烈的声音、鲜明的颜色、突然出现的刺激物体或新颖事物都能引起无意注意。2岁儿童的注意时间一般为5分钟；3岁时可达10分钟左右。让儿童完成具体而明确的活动任务，可促进有意注意的发展。

（3）学龄期儿童：学龄期儿童的有意注意逐渐发展，但小学低级阶段无意注意仍起着重要作用。学龄儿童注意发展突出表现在以下3个方面。

①注意的稳定性和持久性：随年龄增长而增强，从7~10岁每次能集中20分钟逐步发展到10~12岁时的25分钟，12岁以上则提高到30分钟。

②注意的范围：注意范围大小与年龄有关，儿童的注意范围比成人窄，且与思维发展密切相关。由于此时儿童思维的具体性，所以他们在一些复杂事物面前，往往只能找出一些个别的特点，而不能发现这些特点间的联系，故其注意范围较狭窄。

③注意的分配与转移：学龄儿童往往对需要注意的不熟悉事物，不善于分配自己的注意，且容易受外界刺激物干扰而分心；小学高年级到初中，才逐步学会分配和控制自己的注意。

（4）在青春期青少年：他们有意注意全面发展，注意的集中性和稳定性也不断增长，平均能维持40分钟有意注意，注意的范围、分配能力也不断提高，15~16岁后逐步达到成人水平。

（三）记忆力发展

记忆力是识记、保持、再认识和重现客观事物所反映的内容和经验的能力。记忆力发展建立在注意力发展的基础上，两者的关联极其密切。此外，个体以往的知识、经验、动机、情绪和某些个性品质，以及生活环境的丰富性、多样性等主客观因素，也对记忆效果产生重要影响。

记忆力的发展也有其鲜明的阶段性特征。

（1）条件反射的出现：是早期记忆发生的重要标志。新生儿出生后2周左右形成第一个条件反射——吸吮反射；4~5个月，已能认出自己熟悉的人和物品，但再认保持的时间极短；10~12个月已有明显的记忆力，并发展了初步的回忆。2岁的幼儿记忆能力发展迅速，能再认几周以前的事物；3岁儿童可以再认几个月以前感知的事物。总体来说，3岁前婴幼儿的记忆以无意记忆为主，由于缺乏对记忆材料进行分类、重组等精确加工的策略，记忆常呈片段、不完整、不精确，容易出现"指鹿为马"的错误。

（2）有意识记的出现和发展：是儿童记忆发展的另一个"里程碑"。一般发生在4岁左右，以成人提出的记忆任务为主；5~6岁时记忆的有意性发展开始明显；学龄前期儿童开始形成自己的记忆策略；10岁以后记忆策略逐渐稳定发展。

学龄期系统学习的需要促使儿童记忆发生质的变化。学龄期记忆力发展的特点：

①有意识记超过无意识记，成为记忆的重要形式；

②理解性识记在记忆活动中逐渐占主导地位；

③抽象记忆的发展逐渐超过形象记忆。

青少年的记忆力处于人生的最佳时期，尤其到高中阶段，随着抽象记忆的快速发展，青少年对抽象材料的记忆能力大幅度上升。

（四）思维能力发展

思维是人脑利用记忆、理解、综合分析能力的一种高级心理活动。伴随思维发展，人类能透过事物的表象去认识事物的本质及不同事物间的内在联系。

婴儿期的思维依靠感知觉、动作来完成。1岁以后，儿童开始出现了思维的初级形式——直觉行动思维。通过这种思维形式，儿童对事物的外部特征有了初步的概括能力。2~3岁是儿童从直觉行动思维向具体形象思维转化的关键阶段。

整个学龄前阶段，儿童的思维从直觉行动思维向具体形象思维再向抽象逻辑思维方向发展，其中占主导地位的是具体形象思维。4~5岁后开始出现抽象逻辑思维的萌芽。

学龄期儿童思维的基本特点是从具体形象思维向抽象逻辑思维过渡，是思维发展过程的质变。但是，此时的抽象逻辑思维在很大程度上仍直接与感性经验相关联，带有很大的具体形象性。学龄期儿童思维发展主要体现在概括、推理能力等方面。

青春期少年的思维能力快速发展，抽象逻辑思维逐步占据优势地位，不再受具体事物限制，能理解各种抽象的概念，并获得更多增长新知识的机会。随着逻辑推理能力的加强，可形成假设并据此推理，青少年思考问题、解决问题和分析性操作能力不断加强。

（五）想象力发展

想象是人们对头脑中已有的表象进行加工、改造而产生新形象的心理过程。

想象是随着语言的发展而产生的，幼儿在18个月左右出现想象的萌芽，主要是通过动作和口头语言表达出来的，如抱着娃娃给它喂饭、穿衣等。3岁时，随着在日常生活中积累的经验和语言的发育，出现更为复杂的想象性游戏。

学龄前儿童仍以无意想象和再造想象为主，想象力集中表现在游戏活动中。儿童的求知欲在学龄前迅速发展，表现为强烈的好奇、好问，该特点将持续整个儿童期。

有意想象和创造性想象在学龄期得以迅速发展。小学低年级儿童已有丰富的想象力，但多数属于以模仿为主的再造性想象；小学3-4年级开始再造性想象中创造和加工的成分增加，在言谈、绘画、模型制作、游戏中表现出创造力的萌芽。进入高年级后，随着生活范围的扩大，知识经验的积累，儿童的想象力和创造力更加丰富，能编造出非常逼真的故事情节，扮演各种正、反角色，制作精巧的航模。

青春期开始后，创造性想象在学习、生活中处处体现，并于青春后期达到一生的最高峰。

从小培养孩子的想象力将使他受益终生，丰富的想象力能帮助孩子从生活、书本，以及音乐等艺术中获益更多，成为一个心灵丰富和充满情趣的人。

三、语言的发育

语言作为人类特有的交流工具，在人际交往中发挥重要作用。语言在儿童建立概念、指导思维、控制行为、帮助记忆、调节情绪等方面发挥着广泛而重要的作用。

大脑在生理上为语言的获得做好了准备，但语言习得需要经验的催化，语言发展存在敏感期。从出生到10个月，脑最容易获得所处语言环境中的语音原型。

1～3岁是语法学习的敏感期，此时身处外语环境，大脑就会如同学习母语一样，运用左半球加工语法信息；延迟接触语言会导致大脑使用不同的策略来加工语法信息，加工效率降低。12岁前是口音获得的敏感期。

婴幼儿的言语发育大致可分为3个阶段：言语发展的准备期（0～1岁），单词句时期（1～1.5岁），多词句时期（1.5～3岁）。准备期又称"前言语阶段"，一般指从出生到第一个有真正意义的词产生前的时期。在该阶段，婴儿的语言知觉能力、发音能力、对语言的理解能力逐步发生、发展，出现了"咿呀学语"（6～10个月）和非言语性的声音与姿态交流现象。婴儿在11～13个月间有意识表达的第一个能被理解的真正的"词"，标志着语言的正式发生。10～15个月间一般每月平均增加1～3个新词，18个月以后的幼儿掌握新词的速度提高到每月25个左右，这种掌握新词的速度猛然加快现象，被称为"词语爆炸"。此外，词类的范围不断扩大，通常是先名词、动词，后代词、形容词、副词、介词等。

儿童语言发育的年龄大致相似，但也有个体差异。一般2岁时可掌握50～550个词汇，语言能力好的会说短句；3岁时的词汇量达900～1 000个，已能表达基本完整的句子；4岁时的词汇量达1 600个左右，能唱歌，爱提问，会说较多复杂的语句；5岁时的词汇量达2 100～2 200个；6岁时达到2 500～3 000个。

学龄前儿童常出现一种自言自语的现象。这是儿童语言发展过程的必经阶段，一般有游戏语言和问题语言两种形式。3～4岁时出现边活动边自言自语的游戏语言；4～5岁时在遇到困难、产生怀疑时会自言自语地提问，甚至自问自答。

学龄期，口头语言表达能力继续大幅提高。在教学与生活实践中，内部语言逐渐发展起来，它是儿童思维能力显著提高的基础，大体经历3个过程：出声思维期、过渡期和无声思维期。学龄期内部语言得到迅速的发展，自言自语逐渐减少，并逐步转化为独立思考。

学龄期也是儿童开始真正学习和掌握书面语言学习的时期。书面语言的掌握一般要经过识字、阅读和写作3个过程。识字是从口头语言过渡到书面语言的最基本的环节，也是阅读和写作的基础。低年级小学生一般只会朗读，随年龄增长、词汇量增多、内部语言发展，逐渐从朗读过渡到默读，速度也逐渐提高。小学生的写作能力发展一般经历从口述到独立写作的阶段。在掌握书面语言的基础上，逐步有意识地掌握语法规则，并自觉组织自己的语言，从而使自己的语言逐步规范化，发生新的质变。

第六章　环境污染对儿童健康的影响

第一节　环境污染对儿童健康影响的概述

　　近年来随着经济的发展、医疗卫生条件的改善，与许多发达国家一样，中国的新生儿死亡率以及5岁以下儿童死亡率出现明显下降的趋势，同时儿童疾病谱也发生了明显的变化。既往严重威胁儿童健康的感染性疾病得到明显控制；而随着工业发展、全球气候变化等多种因素的影响，与环境密切相关的疾病发生率呈现显著上升的趋势。孕期或者出生后早期接触到环境有害物质，会使儿童的发育进程受到影响，导致结构性或功能性障碍，这些症状表现可重可轻；有的是在接触到环境有害物质后立即出现的，有的则有延迟效应；有的可能是暂时的，但也有的可能是永久性的损伤。

　　目前威胁儿童健康的几大疾病中，哮喘、癌症、低体重、神经发育障碍以及出生缺陷等无一不与环境污染有关。在美国近期完成的一项研究发现，100%的铅中毒、30%的哮喘、5%的癌症、10%的神经行为发育障碍儿童的发病与环境污染有直接关系，而这些疾病使美国每年财政负担增加约550亿美元。环境污染对儿童健康的影响已经到了不容忽视的状态。本章将从目前环境污染与儿童健康的研究中，相对较多涉及的重金属污染、化学污染、农药污染以及环境激素污染入手，论述这些污染物对儿童健康的影响，而关于空气污染的雾霾问题，特别是PM2.5细颗粒物对儿童健康的长期影响有待进一步研究。

一、儿童对环境毒素的易感性

　　在儿童出生前以及出生后，基因对儿童生长发育发挥着重要的作用，但是在基因转译成蛋白质的过程中，环境有害物质的侵袭可能导致这一精密的分子过程受到影响，从而导致疾病的发生。儿童的以下特点使其对环境有害物质的易感性较成人明显增高。

（1）伴随着胎儿或者婴幼儿快速生长，身体的一些分子及细胞也处于高速增殖阶段，这一阶段如果受到环境有害物质的干扰影响，就会产生不可逆的身体结构缺陷或功能损害，如出生缺陷或生长发育迟缓等。

（2）儿童在饮食、行为以及生理、代谢功能方面与成人明显不同，这些不同都决定了其更容易受到环境有害物质的侵袭。

（3）儿童身体内部排毒功能尚未发育完善。

（4）目前由于技术条件的限制，尚不能非常好地检测出围生期影响神经发育、免疫以及生殖系统的环境有害物质。

二、环境有害物质对儿童的毒性作用

环境有害物质会干扰儿童的生长和发育进程。发育被认为是在基因调控下人类从受精卵演变到具有生殖能力的成人的一个非常复杂与精细的过程，在这一过程中受到环境有害物质的侵袭就会引起机体不可逆的结构和（或）功能的异常。这些结构、功能异常的发生部位与严重程度取决于有害物质在机体内的作用机制、聚集于靶组织有害物质的量以及靶组织的发育状况等。

（一）环境有害物质诱发出生缺陷

尽管目前已经明确一些引起出生缺陷的危险因素（如母亲孕期吸烟、酗酒、叶酸缺乏及使用某些药品），但总的来说这些因素在出生缺陷发生中的作用只是一小部分，事实上大多数出生缺陷的成因仍是未知的。目前世界上很多国家的新生儿出生缺陷和（或）染色体异常的发生率出现上升趋势，研究者推测这与近年来环境污染的发生情况有密切的关系。

（二）环境有害物质对各系统发育的影响

1.中枢神经系统

成人大脑是由大约10^{11}的神经元和10^{14}的突触连接所组成的复杂网络，其代谢率非常高，大约需要消耗氧气摄入量的1/5，并且几乎所有的热量消耗都来自葡萄糖。大脑各部位发育的速度各不相同，有些脑区的发育进程较快，如间脑出生时发育最快，而小脑却在7月龄时发育最快。

尽管2岁时神经元全部形成，但是突触的形成、凋亡直到5岁才结束，而髓鞘在儿童时期与青春期中期都在不断地形成中。中枢神经系统对神经毒性物质的易感期如下。

（1）孕早期：神经管闭合的关键期。

（2）孕期至婴儿期：神经元增生、迁移，突触产生，髓鞘形成及细胞凋亡的关键期。

（3）青春期：大脑重塑关键期。

发育中的大脑对神经毒性物质的易感性取决于个体暴露的方式，以及暴露时个体的发育状况。血-脑脊液屏障直到婴儿6个月时才发育完善，而且也只能保护大脑免于部分环境毒素的危害，如脂溶性有害物质就易通过大脑屏障。围生期暴露于神经毒性物质，可以导致发育进程遭受一系列的连锁干扰，危害性非常大。相对地，围生期之后的暴露可能影响就比较小或是没有影响。例如，对4岁以下儿童脑肿瘤进行放射治疗会影响其神经元增生与形成，引起认知障碍；对4～7岁儿童脑肿瘤放疗，则只会引起其轻微的认知功能缺陷；7岁以上患儿接受治疗，则可能不会对其认知功能产生太大的影响。

在19世纪70年代以前，人们对神经毒性物质如铅、汞和乙醇对神经系统影响的认识仅局限于成人。由于婴幼儿汞中毒的症状与成人不同，婴儿汞中毒（"红皮病"或肢痛症）就曾经被认为是感染性疾病。20世纪50 — 60年代伊拉克和日本发现围生期暴露于甲基汞会引起后代发生严重的神经行为障碍，甚至婴儿死亡，但是这一暴露水平对母体的影响却是非常小的，甚至几乎没有任何影响。20世纪的大部分时期，因为汽油、油漆或其他产品中含铅所导致的广泛的儿童铅暴露，对儿童造成了很大的伤害，包括轻微的神经行为障碍到儿童死亡。20世纪50 — 60年代，很多新生儿每日用3%的六氯酚洗澡，后来发现这种行为与早产儿脑干网状组织的空泡脑病有关。六氯酚主要通过表皮吸收，这种脂溶性物质与髓磷脂有很高的亲和性，可以引起神经髓鞘变性，而这一毒性作用在早产儿中更为明显。除此之外，目前已经有研究在探索环境神经毒性物质与精神分裂症、阅读障碍、癫痫、孤独症、发育迟缓、注意缺陷多动障碍以及学习困难的关系。

2.免疫系统

目前已知或可疑的免疫抑制剂有紫外线（抑制自然杀伤细胞的活性，引起成人接触性过敏症）、高剂量的电离辐射以及2，3，7，8-四氯二苯并二噁英等。对啮齿类动物的研究显示，围生期暴露于相对低剂量的毒性物质（如二噁英或类二噁英的有机氯化物、芳香烃类、特定的杀虫剂、重金属等以及人工合成的一些免疫抑制剂）会使免疫系统发育受到干扰，从而导致持续性免疫抑制。这些毒性物质可以干扰造血干细胞增殖、分化及迁移，出生后淋巴细胞的克隆增殖，细胞与细胞的交互作用以及免疫系统的成熟。有少量证据表明含易感基因的啮齿类动物围生期暴露于免疫抑制剂，会增加发生超敏反应及自身免疫性疾病的风险，但是对人类研究的相关证据较少。成人暴露于食用油中的污染物或色氨酸补充剂都有可能引起自身免疫结缔组织病，但是人类围生期环境毒性物质的暴露是否会引起自身免疫性疾病还是未知的。

3.呼吸系统

妊娠第4周肺部开始发育，但是肺泡直到妊娠的后半阶段才开始生成，新生儿的肺泡数量只有成人的20%。表皮生长因子、转化生长因子、维A酸等因子控制着呼吸道的生长、分支及肺泡形成等，而这一过程直到18～20岁才结束。发育中的呼吸系统容易受到环境毒性物质侵袭的原因主要有以下几方面。

（1）出生时：肺部的几个具有解毒作用的酶系统仍未发育完全。

（2）出生后到青春后期：儿童在16～18岁期间肺部的生长发育在不断进行中，此期暴露于空气传播的毒性物质与花粉极易诱发呼吸系统疾病。

围生期暴露于二手烟环境，会引起肺功能缺陷及哮喘的发生，而具有某些基因多态性的个体更易患哮喘。婴儿如果同时暴露于产毒的黑葡萄穗霉与二手烟，易患肺含铁血黄素沉积症。黑葡萄穗霉孢子是可吸收的，并且可以缓慢释放毒素，可引起毛细血管脆性增加、抑制免疫功能，其毒素会抑制快速生长的肺部蛋白质合成，这也可以部分解释为什么婴儿更易感染这种疾病。

4.生殖系统

动物实验研究发现，环境毒素导致的生殖系统发育异常主要表现在以下几方面。

（1）精子生成异常：雄性暴露于具有生殖毒性的环境毒物会引起精子DNA的破坏，而这样的精子与卵子结合后发育的胚胎会出现早期死亡或者出生缺陷。

（2）雄性生殖系统发育异常：①围生期的雄鼠即使是暴露于很小剂量的雄激素受体阻滞剂（如利谷隆、二氯二苯三氯乙烷、腐霉利），也可能会引起肛门与生殖器间距离缩短。中等剂量的暴露可引起尿道下裂、生殖系统组织发育不全等。高剂量暴露可引起隐睾与附睾发育不全；②未成熟的大鼠与成年大鼠相比，更易受睾丸毒素如邻苯二甲酸酯盐、杀虫剂及1，2-二溴-3-氯丙烷的影响。

（3）卵巢发育异常：新生的雌鼠暴露于雄激素类物质，可引起青春发育延迟、卵巢周期不规律、卵巢生发细胞减少及卵巢过早停止排卵。

（4）青春发育异常：实验动物暴露于某些神经毒素（重金属、有机溶剂或杀虫剂）可能会使青春发育提前或推迟。

三、儿童接触、吸收以及代谢环境毒素的特点

（一）特殊的摄入行为

母乳喂养是婴儿接触多氯联苯（PCB）及其他脂溶性污染物的一个潜在的重要途径，特别对那些食用大量受污染的鱼或是其他食物的母亲来说是这样。婴幼儿有舔舐物体表面的特点，通过视频录像发现，儿童每小时可以有10次手-口接触。儿童经常坐在地板、草地或土地上看电视、玩耍或吃零食，可以通过皮肤、消化道或呼吸道接触这些存在于空气粉尘、地毯或地面上的毒性物质。与成人相比，1岁的婴儿（每日每单位体重）消耗的自来水、蔬菜、柑橘类水果总量是成人的2倍，消耗的梨、苹果及总乳制品是成人的10~20倍；3~5岁的儿童（每日每单位体重）消耗的自来水、蔬菜、柑橘类水果总量是成人的2~3倍，消耗的梨、苹果及总乳制品是成人的7~8倍，这些特点会大大增加儿童暴露于水果、蔬菜上残余农药及乳制品的脂溶性有机溶剂的可能性。

（二）儿童吸收环境毒素的特点

胎儿或儿童吸收环境毒素主要通过胎盘、皮肤、呼吸道和胃肠道等途径发生。许多有毒物质可以通过胎盘，如脂溶性化合物和某些重金属元素（如铅和汞）。多环芳烃和甲基汞很容易通过胎盘进入胎儿的血液循环。年幼儿童肺泡和肺部毛细血管没有发育完善，对各种室内和室外的空气污染物都极为易感。另外，新生儿和婴儿与年龄较大的儿童和成人相比，具有相对较大的体表面积与体重的比率，这可能是新生儿和婴儿皮肤吸收污染物相对较多的原因之一。与成年人相比，婴儿和儿童的肠道从食物中吸收更多的钙或铅。

按千克体重来计算，儿童的污染物吸收率比成人大。在围生期与出生后的发育中，儿童某些生理学特征可能会加剧环境污染物所引起的不良后果。例如与成人相比，婴儿每单位体重的体表面积是成人的2倍，其代谢率明显较成人高，每日每单位体重摄入的空气量是成人的3倍。这些特点决定了在同样的环境中，儿童相对于成人更容易吸收大量环境毒素。

（三）儿童吸收环境毒素的危害

儿童各系统的防御屏障功能未发育成熟。儿童的血-脑脊液屏障未完善，胎儿与新生儿的血-脑脊液屏障虽然对蛋白质相对不通透，但是相对于成人来说，一些小分子量的亲脂物质如游离胆红素更容易通过胎儿或者新生儿的血-脑脊液屏障，而影响脑组织。

另外，毒性物质吸收后会在肝、肾及其他组织通过代谢过程进行不同程度的解毒。而新生儿以及小年龄儿童的解毒系统尚未发育成熟。新生儿疾病治疗药物的药代动力学研究提示，新生儿可以代谢这些外源性物质，但是清除率很低。此外，出生后肝脏酶的发育是不同步的，如与药物及其他外源性物质的解毒代谢相关的甘氨酸酰基转移酶，出生时含量很低，18月龄时才达到成人水平。在对暴露于空气污染物的妊娠期妇女的研究中发现，这些妇女产下的婴儿脐带血中的多环芳烃结合物会明显高于母血，这提示胎儿的解毒能力不足。

空气污染物中的PM2.5细颗粒物是指环境空气中空气动力学当量直径≤2.5μm的颗粒物。与较粗的大气颗粒物相比，PM2.5粒径小、面积大、活性强，易附带有毒、有害物质（如重金属、微生物等），在空气中含量浓度越高，就代表空气污染越严重。PM2.5颗粒物能较长时间悬浮于空气中，输送距离远，对人体健康和大气环境质量的影响大而备受关注。PM2.5颗粒物的成分很复杂，有自然源和人为源两种来源，危害较大的是后者。PM2.5颗粒物直径越小，进入呼吸道的部位越深，10μm直径的颗粒物通常沉积在上呼吸道，2μm以下的可深入到细支气管和肺泡，到肺泡后就直接影响肺的通气功能。针对雾霾对健康影响的风险，室内空气PM2.5浓度在75μg/m³以下时比较安全，诱发健康问题较少。家有孕妇、儿童以及患有慢性呼吸系统疾病等基础性疾病的敏感个体时，室内空气PM2.5浓度应尽可能降至35μg/m³以下。

第二节　环境重金属污染对儿童健康的影响

工业社会的发展给人们应对环境污染带来了前所未有的挑战。其中环境重金属污染最早被研究，也是研究相对最全面的。本节以最常见的儿童铅中毒为主要介绍内容，同时介绍近年不断得到关注与重视的汞中毒以及其他一些重金属中毒的内容。

一、儿童铅中毒

铅是最早被研究的环境污染物。最近100年来，随着科研的深入，铅对儿童健康的伤害越来越多地被人们所认识，因此，发达国家以及一些发展中国家在环境铅污染控制方面都落实了非常重要的政策举措。中国在2000年全国范围禁止含铅汽油的举措，对儿童铅中毒的防治起到了非常大的推动作用。但近年来的研究不断证实，血铅在非常低的水平就会对儿童健康造成影响，这也就意味着许多儿童还是面临铅中毒的威胁。

（一）铅吸收以及毒性作用

6岁以下的儿童由于处于快速的生长发育阶段，机体各个器官都容易受到铅的伤害。同时，这个年龄段的儿童有将手指或者其他物品放入口中的习惯，从而易将尘土中的铅带入体内。另外，铅的吸收在儿童与成人也有很大差异。进入体内的铅的生物利用度主要受其化学形态、铅摄入量、饮食（钙、铁、磷、维生素D以及脂肪摄入量）、年龄以及妊娠状态的影响。在成人，进入体内的铅10%~15%被吸收，而这一比例在儿童以及孕妇中高达50%以上。这主要是因为肠道吸收铅的位点与钙相同，所以饮食中的钙对铅的吸收有非常大的抑制作用。而儿童及孕妇是缺钙的高发人群，因此会使得儿童及孕妇从肠道吸收铅的量增加。有研究还发现，缺铁也会使得十二指肠铅的吸收增加。母亲处于妊娠或者哺乳期，原先沉积在骨骼中的铅在这个时期也会进入血液循环，造成妊娠晚期内源性铅暴露即胎儿期铅暴露增加，这一现象在没有补钙的孕妇中更加明显。

铅几乎可以对儿童的每个系统造成损害，但是其影响有非常大的隐蔽性，且铅暴露儿童的临床症状有很大的个体差异。当铅中毒儿童出现显著的临床症状时，通常血铅水平已经非常高。但是，事实上血铅水平在50μg/L以下时就可以对儿童的神经行为包括认知功能造成影响。儿童血铅达到200μg/L，会诱发小细胞低色素性贫血；儿童血铅达到600μg/L以上，会出现肾脏损害；儿童急性铅暴露，且血铅达到1 200μg/L以上，往往会引起脑水肿和死亡。但血铅水平和临床症状的出现并不是一一对应的，会受到铅暴露源、铅暴露时间和患儿遗传体质等多种因素的影响。

（二）儿童铅中毒的诊断与诊断分级

儿童高铅血症和铅中毒要依据儿童静脉血血铅水平进行诊断。末梢血的血铅检测仅能作为铅中毒的筛查结果，不能作为治疗依据。儿童铅中毒的诊断，要考虑铅中毒的分级、铅暴露的来源，以及是急性还是慢性铅中毒。我国儿童铅中毒的诊断依然根据2006年原国家卫生部（现国家卫健委）印发的《儿童高铅血症和铅中毒分级和处理原则（试行）》，据此，儿童铅中毒的诊断可分为四级（表6-1）。在进行诊断时，需要强调须以连续2次静脉血检测结果作为诊断分级依据。

表6-1 儿童铅中毒分级

分级	连续2次静脉血血铅水平（μg/L）
高铅血症	100～199
轻度铅中毒	200～249
中度铅中毒	250～449
重度铅中毒	≥450

（三）儿童铅中毒的治疗原则

儿童铅中毒的治疗原则主要是依据2006年原国家卫生部（现国家卫健委）印发的《儿童高铅血症和铅中毒分级和处理原则（实行）》。儿童高铅血症及铅中毒的处理应在有条件的医疗卫生机构中进行。高铅血症和轻度铅中毒的处理原则：脱离铅污染源，进行卫生指导，实施营养干预；而中度和重度铅中毒则需要在前面三项治疗手段的基础上，加上驱铅治疗。

1.脱离铅污染源

排查和脱离铅污染源是处理儿童高铅血症和铅中毒的根本办法。儿童脱离铅污染源后血铅水平可显著下降。当儿童血铅水平在100μg/L以上时，应仔细询问生活环境污染状况，家庭成员及同伴有无长期铅接触史和铅中毒病史；血铅水平在100～199μg/L时，往往很难发现明确的铅污染来源，但仍应积极寻找，力求切断铅污染的来源和途径；血铅水平在200μg/L以上时，往往可以寻找到比较明确的铅污染来源，应积极帮助寻找特定的铅污染源，并尽快脱离。

2.进行卫生指导

通过开展儿童铅中毒防治知识的健康教育与卫生指导，使广大群众知晓铅对健康的危害，避免和减少儿童接触铅污染源。同时教育儿童养成良好的卫生习惯，纠正不良行为。

3.实施营养干预

高铅血症和铅中毒可以影响机体对铁、锌、钙等元素的吸收，当这些元素缺乏时，机体又对铅毒性作用的易感性增强。因此，对高铅血症和铅中毒的儿童应及时进行营养干预，补充蛋白质、维生素和微量元素，纠正营养不良和铁、钙、锌的缺乏。

4.驱铅治疗

驱铅治疗是通过驱铅药物与体内铅结合并排泄，以达到阻止铅对机体产生毒性作用的目的。驱铅治疗只用于血铅水平在中度及以上的铅中毒。驱铅治疗时应注意以下几点。

（1）使用口服驱铅药物前应确保脱离污染源，否则会导致消化道内铅的吸收增加。

（2）缺铁患儿应先补充铁剂后再行驱铅治疗，因缺铁会影响驱铅治疗的效果。

（3）中度铅中毒：驱铅治疗用于驱铅试验阳性者。驱铅试验的具体方法为：试验前嘱患儿排空膀胱，按500～700mg/m²的剂量肌内注射依地酸钙钠，加2%利多卡因2mL以减少肌内注射时的疼痛。用经无铅处理的器皿连续收集8小时尿液，测定8小时尿量（L）和尿铅浓度（μg/L），以下列公式计算出每毫克依地酸钙钠的排铅量比值（I）：

I＝尿量（L）×尿铅浓度（μg/L）/依地酸钙钠（mg）

I≥0.6，驱铅试验为阳性；I<0.6g，驱铅试验为阴性。进行该项试验时应注意两个问题：①集尿器皿应事先进行无铅处理，以确保尿铅测定结果准确；②8小时中应尽可能多饮水，以保证有足够的尿量，并收集8个小时内的所有尿液。

治疗首选二巯丁二酸。用法：剂量为每次350mg/m^2，每日3次，口服，连续5日，继而改为每日2次给药，每次药量不变，连续14日。每个疗程共计19日。

采用依地酸钙钠进行治疗，用量为1g/m^2，静脉或肌内注射，5日为一疗程。停药4~6周后复查血铅，如血铅≥250μg/L，可在1个月内重复上述治疗；如血铅<250μg/L，则按高铅血症或轻度铅中毒处理。

（4）重度铅中毒：选择二巯丁二酸治疗，方法同前，依地酸钙钠用量为1 000~1 500mg/m^2，静脉或肌内注射，5日为一疗程，疗程结束后每2~4周复查1次血铅，如血铅>450μg/L，可重复上述治疗方案；如果连续2次复查，250μg/L≤血铅<450μg/L，按中度铅中毒处理。

若血铅水平≥700μg/L，应立即复查静脉血铅，确认后立即在有能力治疗的医院住院治疗。根据患儿病史，经口摄入的要排除消化道内大量铅污染物残留，必要时给予灌肠、洗胃等办法。采用二巯丁二酸和依地酸钙钠联合治疗。联合治疗应先用二巯丁二酸治疗4小时，当患儿出现排尿后，方可使用依地酸钙钠，否则易导致脑细胞内铅含量过高，出现铅中毒性脑病。治疗期间应检测肝肾功能、水电解质等指标。联合治疗结束后复查血铅，如血铅≥700μg/L，可立即重复联合治疗方案；如血铅≥450μg/L，则按重度铅中毒治疗。连续驱铅治疗3个疗程后，应检测血中铁、锌、钙等微量元素水平，及时予以补充，并严密观察治疗效果。

（四）儿童铅中毒的预防

儿童高铅血症和铅中毒是完全可以预防的。通过环境干预、开展健康教育、有重点的筛查和监测，达到预防和早发现、早干预的目的。本节介绍的预防方法是在原国家卫生部（现国家卫健委）颁发的《儿童高铅血症和铅中毒预防指南》的基础上，结合美国疾病控制中心（CDC）推荐的预防方法的综合。

1.健康教育

开展广泛的健康教育对预防儿童高铅血症和铅中毒十分重要。通过面对面的宣传与指导、知识讲座、发放宣传资料等，传播铅对儿童毒性作用的相关科学知识，改变人们的知识、态度和行为，预防和减少铅对儿童的危害。

（1）知识介绍：医务人员应向群众讲解儿童铅中毒的原因、铅对儿童健康的危害、血铅高了怎么办等问题，使群众了解儿童铅中毒的一般知识。

（2）行为指导：儿童的不良卫生习惯和不当行为可使铅进入体内。通过对家长和儿童的指导，切断铅自环境进入儿童体内的通道。

①教育儿童养成勤洗手的好习惯，特别是饭前洗手十分重要。环境中的铅尘可在儿童玩耍时沾染双手，很容易随进食或通过习惯性的手-口动作进入体内，长久如此会造成铅负荷的增高。

②注意儿童个人卫生，勤剪指甲。指甲缝是特别容易藏匿铅尘的部位。

③经常清洗儿童玩具和用品。

④家中进行清洁工作时，要用湿拖把拖地，避免尘土飞扬；经常用干净的湿抹布清除儿童能触及部位的灰尘。儿童食品及餐具应加罩防尘。

⑤不要让儿童玩裸露的泥土，不要带儿童到铅作业工厂附近散步、玩耍。

⑥直接从事铅作业的家庭成员下班前必须更换工作服和洗澡，不应将工作服和儿童衣服一起洗涤，不应在铅作业场所（或工作间）为婴儿哺乳。

⑦以煤作为燃料的家庭应多开窗通风。孕妇和儿童尽量避免被动吸烟。

⑧选购儿童餐具应避免彩色图案和伪劣产品。应避免儿童食用皮蛋和老式爆米花机所爆食品等含铅较高的食品。

⑨使用自来水管道中的冷水烧开水、烹饪或蒸煮食品，而不要用热水管道的水制作食品；不能用长时间滞留在管道中的自来水为儿童调制奶粉或烹饪。

（3）营养干预：营养干预儿童患营养不良，特别是体内缺乏钙、铁、锌等元素，可使铅的吸收率提高和易感性增强。因此，在日常生活中应确保儿童膳食平衡及各种营养素的供给，教育儿童养成良好的饮食习惯。①儿童应定时进食，避免食用过分油腻的食品，因为空腹和食品过分油腻会增加肠道内铅的吸收；②儿童应经常食用含钙充足的乳制品和豆制品，含铁、锌丰富的动物肝脏、血、肉类、蛋类、海产品，富含维生素C的新鲜蔬菜、水果等。

2.筛查与监测

儿童铅中毒的发展是一个缓慢的过程，早期并无典型的临床表现。通过筛查早期发现高铅血症儿童，及时进行干预，以降低铅对儿童机体的毒性作用。同时通过筛查资料分析，评价环境铅污染状况，进行定期监测。

近年来，我国儿童血铅水平总体上呈下降趋势，城乡儿童血铅水平≥200 μg/L的比例很低，因此无须进行儿童铅中毒普遍筛查。但对于存在或怀疑有工业性铅污染的地区，可考虑进行儿童铅中毒的筛查。

对生活或居住在高危地区的6岁以下儿童及其他高危人群应进行定期监测，高危地区的儿童主要包括：

（1）居住在冶炼厂、蓄电池厂和其他铅作业工厂附近者；

（2）父母或同住者从事铅作业劳动者；

（3）同胞或伙伴已被明确诊断为儿童铅中毒者。

二、儿童汞中毒

尽管关于汞的研究不像铅中毒的研究那样广泛与深入，但是汞和铅均被列为地球十大污染物之首。因此，近年来关于汞的研究也得到越来越多的公众以及研究者的重视。

（一）汞中毒的临床表现

汞是一种易于蓄积的重金属，长期低剂量接触可致慢性中毒。临床上，主要分为急性汞中毒和慢性汞中毒。

1.急性汞中毒

短期内吸入高浓度汞蒸气（$1 \sim 3mg/m^3$）后，数小时即可出现急性汞中毒症状：很快出现咳嗽、发绀、呼吸困难，可伴有发热、寒战、胸痛、头痛、视力障碍、全身乏力等症状；肺部可闻及湿啰音，白细胞计数增加，X线胸片可见一叶或两肺下部大片云雾状阴影，可发生急性气管炎和细支气管炎，甚至是间质性肺炎，轻者可逐步缓解，重者可致肺水肿、呼吸衰竭而死亡。

口服无机汞盐对胃肠道黏膜有强烈刺激作用，可出现剧烈恶心、呕吐、上腹痛，$2 \sim 3$日后出现腹泻，排出黏液便或脓血便等，严重者可导致胃肠道穿孔。汞中毒性肾炎一般在中毒后$4 \sim 10$日出现，重者$1 \sim 2$日即可发生，出现腰痛、少尿、管型蛋白尿，可因急性肾衰竭而致死。此外，还有口腔、咽喉灼痛，可出现黏膜坏死，严重者有喉头水肿等。

2.慢性汞中毒

长期低浓度吸入汞蒸气可引起慢性中毒。慢性汞中毒症状隐匿，可出现两个不同的综合征。

（1）婴儿汞中毒（红皮病）：多为元素汞或无机汞慢性暴露所致，表现为四肢皮肤发红、脱皮。主要发生于婴幼儿，症状很复杂，特征性表现是出汗、高血压、心跳加快、瘙痒、虚弱、肌张力减退、失眠、厌食，手掌足底出现典型粉红色斑疹、皮疹，并脱皮、瘙痒，口腔检查可发现口腔黏膜发红、牙龈水肿，随后是口腔黏膜溃疡或牙齿脱落等。

（2）汞过敏：慢性汞中毒可发生特征性的人格变化，这类患儿可能出现记忆减退、嗜睡、害羞、退缩、压抑、沮丧和易激惹。另外一个慢性汞中毒的常见体征是动作不协调，主要是精细运动不协调，表现为双手意向性震颤。此外，还有神经精神症状，如轻度乏力、头痛、健忘、记忆减退、兴奋性增高、情绪不稳、失眠等神经衰弱综合征；肌肉震颤，以眼睑、舌、手指细微震颤为主；也可有口腔炎等。

有机汞中毒时神经衰弱综合征是最早出现的症状，也可有肌肉震颤；进一步进展时可出现全身性运动失调、步态不稳、吞咽及言语障碍；随后手指、腕、臂和下肢动作困难，向心性视野缩小。重症者可出现心律失常、心悸、心前区痛、QT间期延长等表现。部分重症患儿可出现严重或完全瘫痪。

（二）汞中毒的实验室检查

实验室检查机体汞负荷的指标主要有以下几项。

1.无机汞检测

无机汞的检测可以通过测定尿液中汞的水平进行评估，尤其是尿肌酐矫正的24小时尿汞水平。研究发现，24小时尿汞水平超过$10 \sim 20 \mu g/L$即可认为有汞的过量暴露，而神经系统毒性症状可能要到24小时尿汞水平超过$100 \mu g/L$才会表现出来。但是仅凭尿汞的检测无法评估慢性汞中毒以及汞中毒的严重程度，往往需要结合临床病史等综合判断。

2.有机汞检测

有机汞化合物主要存在于红细胞中，所以可以使用全血汞测定进行评估。在非暴露人群中血汞水平很少有超过$1.5 \mu g/L$者，血汞水平$\geq 5 \mu g/L$被认为可以出现毒性症状。甲基汞还存在于头发中，人群中发汞的水平不会超过1ppm。无论是测定全血还是发汞，都需要严格的无汞采集环境，以及严格的污染控制程序。这种测定通常只有在正规的实验室才能进行。

（三）汞中毒的诊断

汞中毒的诊断主要依据接触史、临床表现以及实验室检查。存在急慢性汞暴露史是诊断的关键，结合临床病史、体格检查和实验室检查机体汞负荷升高方可诊断。

（四）治疗

1.远离汞污染源

祛除残存含汞污染物。消化道食入汞致急性中毒者应立即灌肠、洗胃，将未吸收的毒物洗出，以牛奶蛋清保护胃黏膜，可加活性炭吸附。辅以适当的支持疗法。

2.驱汞治疗

可用二巯丁二酸、二巯丙磺酸钠、二巯基丙醇等螯合剂进行驱汞治疗。

第三节　多卤代芳烃化合物及食品污染对儿童健康的影响

一、多卤代芳烃化合物

多卤代芳烃化合物（PHAHs）包括多氯联苯（PCB）、多氯代二苯并二噁英（PCDD）、多氯二苯并呋喃（PCDF）和2，3，7，8-四氯二苯并二噁英（TCDD）。

（一）分类

1.PCB

PCB是由两个相连的苯环与多个氯组成的化合物，是澄清、不易挥发的油状液体，在自然界中性质稳定，极难降解，因此持续存在于环境中。PCB由于性质稳定，被广泛应用于电子工业，如高压变压器中的绝缘体等，许多研究表明其环境污染是全球性的，可在各种环境样本及生物样本中检出。自20世纪30年代至今，已经有大约150万吨PCB被合成，其中大部分仍然存在于我们生存的环境中。60年代，研究农药双对氯苯基三氯乙烷（DDT）的化学家在鸟类组织中无意间发现了PCB，自此大量研究证实了在人体组织以及母乳中存在PCB。除DDT及其衍生物以外，PCB目前被认为是散布最广的环境卤代烃污染物。

2.PCDD

即二噁英，也是毒性程度非常高的环境污染物，主要来自城市和工业垃圾焚烧。聚氯乙烯塑料、纸张以及某些农药的生产环节、钢铁冶炼、催化剂高温氯气活化等过程都可向环境中释放二噁英。此外，二噁英还作为杂质存在于一些农药产品中，如五氯酚。我国虽然缺乏有说服力的二噁英污染数据，但是根据有限的数据来看，我国在人体血液、母乳和湖泊底泥中都检出了二噁英，尽管其浓度水平较低，但也说明了二噁英在我国环境中的存在。含氯农药、木材防腐剂和除草剂等的生产，特别是我国曾用作对付血吸虫病的灭钉螺药物（五氯酚钠）的生产都会有二噁英副产品生成，它们的生产和使用使二噁英在不知不觉中进入环境。五氯酚钠作为首选的灭钉螺化学药物在我国使用了几十年，每年的喷洒量约为6 000吨，这必然造成二噁英在喷洒区的沉积。因此，我国具有二噁英污染的潜在可能性。

3.PCDF

是PCB被部分氧化的产物。PCDF不是有意合成的，而是PCB在高温、燃烧时生成的污染物。

（二）接触及进入体内的途径

PCB可以经口、呼吸道以及皮肤进入儿童体内。因为PCB通过皮肤吸收不完全，所以通过皮肤接触PCB的危险性相对比较低。对大多数人来说，这类化合物最可能进入人体的途径是通过被污染的食物。因为这类化合物在体内很难被代谢并排出体外，所以其即使每日摄入非常少的量，长此以往多年后也会累积到一个比较高的水平。PCB最常见的来源是污染水域的大型鱼，因为大型鱼通常位于水中生物链的最高端，因此其体内PCB的生物浓度相应也最高。科学家曾发现，一直被认为生活在环境洁净的北极因纽特人母乳中含有高浓度的PCB，并且其每日摄入的PCB明显超过国家以及国际标准的高限。这与因纽特人喜欢吃鲸、海豹等海洋大型哺乳动物有着密切的关系。因此，在一些水域被污染的地区和国家建议人们限制大型鱼类的摄入量。

（三）毒性作用及临床症状

PCB可以引起儿童发育商或智商值偏低，曾有报道发现，PCB可以导致0～2岁儿童出现精神运动发育值偏低，7月龄以及4岁儿童出现短期记忆受损，42月龄以及11岁儿童出现智商低下。研究认为，婴幼儿出现这些发育受损的主要原因是在胎儿期即受到来自母亲体内PCB的损害，这一时期的危害可能更甚于出生后通过母乳进入婴儿体内的PCB。多卤代芳烃化合物对不同年龄儿童的影响如表6-2所示。

表 6-2　多卤代芳烃化合物对不同年龄儿童的影响

暴露方式	年龄	影响
出生前低剂量 PCB暴露	新生儿期	出生体重下降
	婴儿期	0～2岁运动发育落后
	7月龄	视觉、重认、记忆受损
	42月龄	智商偏低（可能也与出生后的暴露有关）
	4岁	短期记忆受损
	11岁	认知发育落后
出生前高剂量 PCB/PCDF暴露	新生儿期	低体重，结膜炎，出生牙，色素沉着
	婴儿期到 学龄期	各认知领域均落后，行为障碍，生长发育迟缓，毛发、指甲以及牙齿发育异常，色素沉着，支气管炎危险性增加
	青春期	男童阴茎偏小，但发育正常；女童生长落后，但发育正常

暴露方式	年龄	影响
直接食入大剂量 PCB/PCDF	任何年龄	痤疮，皮肤角化，色素沉着；各种外周神经受损症状；胃炎
皮肤接触大剂量 TCDD	儿童	较成人更多地被吸收入体内，可出现痤疮、肝功能异常

在成人或者年长儿童，PCB中毒有下列症状：痤疮，眼睑水肿和眼分泌物增多，皮肤、黏膜、指甲色素沉着，黄疸，四肢麻木，胃肠道功能紊乱等，即所谓"油症"。与PCB长期接触的工人，常会出现痤疮、皮疹，皮肤色素沉着，呈灰黑色或淡褐色，以脸部和手指为明显。全身中毒时，则表现为嗜睡、全身无力、食欲缺乏、恶心、腹胀、腹痛、肝大、黄疸、腹水、水肿、月经不调、性欲减退等。实验室检查可见肝功能异常和血浆蛋白减低。

人类短期接触高剂量的二噁英，可能导致皮肤损害，如痤疮和皮肤色斑，还可能改变肝功能。长期接触则会牵涉免疫系统、发育中的神经系统、内分泌系统以及生殖功能的损害。动物慢性接触二噁英可导致几种类型的癌症。WHO国际癌症研究署（IARC）于1997年对TCDD进行了评价。根据动物数据和人类流行病学数据，IARC将TCDD分类为"已知人类致癌物"。不过，TCDD并不影响遗传物质，并且低于一定剂量的接触，致癌风险可以忽略不计。

由于二噁英普遍存在，因而所有人接触的环境且身体里都有一定程度的二噁英，也就产生了所谓的机体负担。目前，正常环境的接触总体上不会影响人类健康。然而，由于这类化合物具有很高的潜在毒性，因此需要努力减少目前环境的接触。

（四）诊断及治疗

目前多卤代芳烃化合物的中毒更多依靠接触史以及临床症状，尚没有很好的实验室检测方法可以帮助诊断。尽管很多实验室可以检测PCB，但是目前尚无公认的高效检测方法，也没有可靠的标准值。目前也没有实验室被认证可以进行这类化学物中毒的临床诊断或者治疗评估。因此，目前所有的检测都属于研究范围。而PCDD和PCDF的检测难度更大，其检测结果很难用于临床症状的解释。

到目前为止，尚没有很好的去除身体内少量多卤代芳烃化合物的方法。在亚洲，曾经采用考来烯胺（消胆胺）、桑拿浴以及空腹方法进行治疗，但是这些方法的疗效都不确切。尽管母乳中可能含有这类化合物，但是研究发现母乳喂养可以降低婴儿体内该类化合物的量，大约每6个月，母乳喂养可以降低体内20％该类化合物的含量。这可能与婴儿体内的污染物绝大部分来自胎儿期的母体，而来自母乳本身的量很少有关。

二、食品污染

食品可以被多种物质污染，其中包括细菌、病毒、朊毒体、农药、某些食品添加剂、毒枝菌素、重金属、上述多卤代芳烃化合物等。我国发生的三聚氰胺污染奶粉案也让公众对这一化学物质引起重视。本部分将分生物源性和非生物源性食品污染进行介绍。

（一）生物源性食品污染

生物源性食品污染的污染源包括以下几方面。

1.病毒

甲型肝炎病毒以及包括诺沃克病毒在内的杯状病毒。

2.细菌

沙门菌、志贺菌、弯曲杆菌、大肠埃希菌、霍乱弧菌、耶耳森菌以及李斯特菌。

3.细菌来源的毒素

金黄色葡萄球菌毒素、蜡样芽孢杆菌毒素、产气荚膜梭菌毒素、肉毒杆菌毒素、大肠杆菌O157∶H7毒素。

4.寄生虫

弓形虫、微小隐孢子虫、圆孢子球虫、人源性蓝氏贾第鞭毛虫、猪带绦虫以及旋毛虫等。

5.水源性微生物

赤潮藻等。

6.来自鱼贝类的毒素

河豚毒素、鲭鱼毒素、石房蛤毒素、热带海鱼毒素以及软骨藻酸。

7.朊毒体

朊毒体是引起疯牛病以及其他传染性海绵状脑病的生物体，既不是病毒，也不是细菌，是一种变异的蛋白质。

具有感染性的微生物在自然界到处存在，并且可以通过多种途径进入人类食用的食物。例如，被沙门菌感染的鸡可以在蛋壳形成前将细菌直接分泌到鸡蛋中，也可以通过粪便污染蛋壳。动物粪便可以通过污染灌溉水源、肥料处理不当、食物加工准备过程处理不当等多个环节污染食品。食品污染可以发生在食品生产、运输过程以及家庭等地点。另外，目前在健康动物中每年使用百万吨的非治疗用抗生素，也使得食品中抗生素含量增加，导致抗生素耐药性状况更加恶化。

儿童最容易受到食品污染的伤害。婴儿奶粉也是特别容易受到细菌污染的食品。美国田纳西州曾在2001年因奶粉被污染，导致出现致死性新生儿脑膜炎。

（二）非生物源性食品污染

非生物源性食品污染源包括残留农药、食品添加剂以及其他化学物污染源，如重金属、多卤代芳烃化合物以及三聚氰胺等。农药、重金属以及多卤代芳烃化合物污染参见本章第二节、本节前文以及本章第四节，这里仅介绍食品添加剂及三聚氰胺。

某些食品添加剂可能对儿童造成伤害。柠檬黄是一种常用的食用色素，在蛋糕、糖果、泡泡糖、冰激凌、橙汁饮料中均有添加。对这一化学物质过敏的儿童，食用后会导致风疹或哮喘恶化。儿童大量进食味精还可以引起头痛、恶心、腹泻、出汗、颈背部烧灼样疼痛等症状。亚硫酸盐是用来保存食物以及某些饮料罐头消毒用的食品添加剂，在一些汤料包、风干水果、果汁、罐头、脱水蔬菜、加工过的海鲜产品、果冻、某些酒类中含有亚硫酸盐。亚硫酸盐会使过敏儿童的哮喘恶化，因此，美国FDA要求，如果亚硫酸盐超过10ppm，需要在包装上注明。

近来食品包装对食品的污染也越来越受到重视。例如，用于某些硬塑料中的双酚A，已被发现存在于婴儿的奶瓶、水杯和其他食物容器中。双酚A有弱雌激素作用，尽管目前关于双酚A的暴露量没有标准，但是已经证实，该物质可以在体内蓄积。另一种常见的用于食品包装的增塑剂是化学物质邻苯二甲酸酯，主要存在于软塑料中，在工业、化妆品以及医疗器械中广泛使用。之前邻苯二甲酸酯曾被应用于婴儿奶嘴、磨牙玩具等用品，但目前已经被美国FDA禁止使用，因为怀疑邻苯二甲酸酯有致癌的可能。但是，因为检测到其污染食物的量非常低，故美国FDA目前仍然允许其用于一些食品的包装中。但美国CDC已经开始检测低剂量邻苯二甲酸酯对人体产生的可能危害。

三聚氰胺，俗称蛋白精，是一种三嗪类含氮杂环有机化合物，被用作化工原料。它是白色单斜晶体，几乎无味，微溶于水，可溶于甲醇、甲醛、乙酸、热乙二醇、甘油、吡啶等。三聚氰胺对身体有害，不可用于食品加工或用作食品添加剂。2008年9月在我国发生了三聚氰胺被掺入婴儿奶粉事件，使得这一化学物被公众所熟知。在奶粉中添加三聚氰胺主要是由于其含氮量为66%左右，明显高于蛋白质平均含氮量16%，常用的蛋白质测试方法"凯氏定氮法"是通过测出含氮量乘以6.25来估算蛋白质含量的，因此一些不法商贩添加三聚氰胺到婴儿奶粉中，使得食品的蛋白质测试含量虚高。

目前三聚氰胺被认为毒性轻微，动物长期摄入三聚氰胺会造成生殖、泌尿系统的损害，导致膀胱、肾结石，并可进一步诱发膀胱癌。三聚氰胺进入人体后，发生取代反应（水解），生成三聚氰酸，三聚氰酸和聚氰胺形成大的网状结构，形成结石。婴儿在食用含有三聚氰胺的奶粉后出现的结石绝大部分累及双侧集合系统及双侧输尿管，这与成人泌尿系统结石临床表现有所不同，多发性结石影响肾功能的概率更高。由于患儿多不具备症状主诉能力，故家长需要加强对患儿的观察，依靠腹部B超和（或）CT检查，可以帮助早期确定诊断。在治疗方面，目前还没有针对三聚氰胺毒性作用的特效解毒药，临床上主要依靠对症支持治疗，必要时可以考虑外科手术干预，解除患儿肾功能长期损害的风险。

（三）预防食品污染的策略

在食品加工、运输以及食用前准备的任何环节的操作都应非常小心，以防止微生物以及其他有害物质污染食品。生物源性食物污染预防的方法如下：

（1）用水充分清洗水果以及蔬菜，以清除可能的病原体和残留农药，瓜果蔬菜去皮前应清洗，清洗食物时没有必要用肥皂或其他化学品；

（2）不要吃生的蛋、肉、鱼和未经消毒的奶，肉、家禽以及鸡蛋要充分烧煮以保证病原体被杀灭；

（3）处理生肉和家禽的用具，如菜板和刀具，需要用洗洁精和热水清洗，家禽的内脏需要拿出来烧煮，而不是放在家禽的腹中封闭烧煮；

（4）合理储存食物，尽可能放置在冰箱中，但也不能时间太长；

（5）在家中没有必要使用消毒液预防生物源性食物污染，对于厨房器皿以及用具用水和洗洁精清洗即可。

对非生物源性食品污染的预防，更多需要从政府及公众层面进行宣传教育。首先需要限制对健康动物预防性使用抗生素，对农药以及食品添加剂的使用需要合理指导与控制，对带有病菌的废弃物的排放需要有规范的制度与监督，以更好地预防食品污染问题的发生。

第四节　农药污染对儿童健康的影响

农药在自然界中广泛存在，其种类包括杀虫剂、除莠剂、杀真菌剂、熏蒸剂、杀鼠剂以及驱虫剂。这些农药在杀灭害虫的同时，也会对人类造成伤害，甚至死亡。因为农药可以残留在食物及药物上，同时在家庭、学校以及公园也会使用各种杀虫剂，所以儿童经常容易暴露在农药环境中。一些父母是农业耕作者、施农药者的儿童以及住在农田附近的儿童更容易接触到农药。家庭不恰当使用杀虫剂也使儿童容易受到农药的威胁。

一、常用农药及其污染渠道

（一）杀虫剂

常用的杀虫剂包括有机磷农药、氨基甲酸盐、除虫菊酸和拟除虫菊酯、有机氯杀虫剂、硼酸以及硼酸盐。

1.有机磷农药

有机磷农药是我国最常用的农药之一，农药中毒中有80%以上是由有机磷农药引起的。有机磷农药不仅用于农业耕地，也在家庭、花园以及学校中使用。该化合物可以在体内蓄积并造成对人体的伤害，因此其应用被越来越多地限制。

2.N-甲基氨基甲酸盐类

类似于有机磷农药，其中毒性最高的是涕灭威，其次还有西维因、恶虫威、残杀威，后三种毒性一般，但是广泛用于家用杀虫剂。

3.除虫菊酯和拟除虫菊酯

除虫菊酯是干菊花的提取物，因为其在热和光条件下很稳定，所以主要被用于室内杀虫剂。一些杀灭头虱的洗发水也含有除虫菊酯。拟除虫菊酯是在除虫菊酯结构和生物活性基础上人工合成的，其稳定性得到了增加，主要分为类型Ⅰ和类型Ⅱ，类型Ⅱ的毒性大于类型Ⅰ。拟除虫菊酯在农业以及园艺方面主要用于杀灭建筑害虫（如白蚁）、虱子和跳蚤。除虫菊酯及拟除虫菊酯可以迅速渗透至害虫体内，使其瘫痪。

4.有机氯杀虫剂

卤代烃是在20世纪40年代发明的，被用于杀虫剂、除莠剂、杀真菌剂等。有机氯杀虫剂是在环境中持续存在的小分子量液体。双对氯苯基三氯乙烷（DDT）、氯丹以及其他有机氯杀虫剂因为其高效并且短时间内显现毒性低的特点，曾被大量应用。但是20世纪70年代，这类杀虫剂在美国被禁止，主要原因是DDT的产物以及其他有机氯化合物在环境中持续存在，在食物链中会累积，可能存在致癌性，并且长期使用会出现耐受。但是在发展中国家，这类农药还在继续使用。

5.硼酸及硼酸盐

硼酸经常被用于家庭灭虫剂，因为其毒性比较低，所以取代了有机氯农药，因而大量使用于儿童经常出现的地方。尽管毒性比较低，但是20世纪50 — 60年代美国有许多硼酸中毒病例的报道，主要是吞食引起的。

（二）其他农药

1.除莠剂

除莠剂主要用于去除农田、花园、草地、公园、学校操场、路边等地方的杂草，在美国等一些发达国家，除莠剂在家庭的使用非常广泛。主要的除莠剂有草甘膦、二吡啶基除草剂、氯代苯氧型除草剂等。

2.杀真菌剂

包括苯的同系物、硫代氨基甲酸盐、乙撑双二硫代氨基甲酸盐、有机营养菌、镉化合物，以及其他一些化学混合物。有机汞化合物因为其剧毒性，在美国被禁止使用。杀真菌剂主要用于保护谷类以及其他一些因为真菌而容易腐烂的物品。这类化合物还被用于处理种子、观赏性植物，以及直接施于土壤中。杀真菌剂通常都做成粉状或细球状，而这些形式很难通过皮肤或呼吸道进入人体。

3.木材防腐剂

包括五氯苯酚和铜铬砷（CCA），1987年，这些化合物除了应用于木材防腐外，美国环境总署禁止其使用在其他领域。

4.杀鼠剂

在美国主要的杀鼠剂是抗凝血药胆骨化醇。抗凝血药主要是通过干扰维生素K依赖的因子的激活而发挥作用的，如华法林、黄磷、士的宁等杀鼠剂已经不再被允许使用。

5.驱虫剂

N，N-二乙基间甲苯酰胺（DEET）俗称避蚊胺，是驱虫剂的一种主要活性物质。DEET主要用于驱赶蚊子和蜱。驱虫产品中DEET的含量从4%～99%不等，但实验证明其浓度超过30%后，没有呈现显著增加疗效的作用。氯菊酯作为驱虫剂可以在蚊帐或者衣服上喷洒，但是不可以直接用于皮肤。

（三）农药暴露途径

农药可以通过被吸入、食入以及皮肤接触等途径进入儿童体内。

1.呼吸道吸入

通常都是通过气雾剂、喷雾剂等形式喷洒，这些微小颗粒都可能直接接触到人体呼吸道黏膜基至深入肺泡，从而进入人体血液系统。在郊区，一些在农田中进行喷洒的农药也有可能飘散到附近的居民居住地区。除杀虫剂以外的农药被吸入的可能性相对比较低，这是因为这类农药通常都不易挥发。杀真菌类杀虫剂在使用时也有可能被吸入，但是一旦喷洒结束后不会继续通过空气播散而造成持续吸入。

2.消化道摄入

消化道摄入杀虫剂可能会导致急性中毒。用保存食物的器皿（如饮料瓶等）装农药将会大大增加儿童误食的可能。食入农药最多的途径是进食有农药残留的蔬菜或谷物等。例如，人可以通过进食被污染土壤中培育出来的谷物而食入有机氯农药，也可以通过食用被污染水域的鱼而接触到农药。农药有时也可能会污染居民的水源。此外，年幼儿童因为会将地上的东西或者玩具直接放到口中，所以也会摄入少量的泥土，而在异食癖的儿童每日泥土摄入量可以达到100g，这些泥土中可能就会含有有机磷农药以及重金属等。CCA处理过的木材也是儿童接触到重金属砷的一种途径，这些木材随着时间推移，其中的砷会渗漏到木材表面，而年幼儿童因为有手-口接触行为，因此他们是接触到这类农药的高危人群。另外，各类农药都有可能被误服，以杀鼠药最常见。

3.经皮肤途径

许多农药都可以经皮肤被吸收。儿童因为体表面积比较大，并且经常在草地、花园、地板等地方玩耍，所以更加容易受到一些可以经皮肤吸收的农药的危害。灭虱用的林丹以及驱虫用的DEET都可以通过皮肤吸收。除莠剂和除真菌剂都可以经过皮肤被吸收，但是通常它们仅仅引起局部皮肤不适，不会导致全身症状。

二、农药中毒症状、判定及相应的处理原则

出生前农药的暴露可能与胎儿宫内发育迟缓、早产、出生缺陷、死胎以及自发性流产有关，但是还需要有更多的研究证实两者间存在因果关系。

在判定农药中毒时，暴露史非常重要。曾有研究对190例农药中毒的病例进行分析后发现，实验室检查通常对最后诊断的作用不是很大。此外，农药中毒的症状有时特异性不是很强，所以单纯根据症状进行判定也有一定的难度。但是在有机磷农药或N-甲基氨基甲酸盐中毒时，通常可以较快获得血浆中假性胆碱酯酶或红细胞乙酰胆碱酯酶水平的结果，对明确诊断有一定的价值。由于人群中个体差异很大，所以这些检查的灵敏度和特异度都不是很大，只能作为临床的参考。

有些农药在体内的代谢产物是通过尿液排出体外的，如有机磷农药、二吡啶基除草剂等。这些化合物可以通过尿液检查进行测定，但是检测难度很大，也没有人群的标准。有机氯农药及其代谢产物可以在血液中检测到，但是在正常人群中也可检测到微量残留，其标准值也没有规范的界定。拟除虫菊酯在人的生物样本中目前是无法检测到的。

综上所述，诊断农药中毒主要是在了解详细的农药接触史的基础上，结合临

床症状进行诊断。常见的几种农药的中毒症状以及处理原则如表6-3所示。

表6-3　常见的几种农药的中毒症状以及处理原则

农药种类		作用机制及急性中毒症状	诊断及治疗
有机磷农药		不可逆的乙酰胆碱酶抑制；恶心、呕吐、分泌物增加、支气管痉挛以及头痛	诊断：测定胆碱酯酶水平。治疗：支持治疗、阿托品、解磷定
N-甲基氨基甲酸盐		可逆性乙酰胆碱酶抑制；恶心、呕吐、分泌物增加、支气管痉挛以及头痛	诊断：测定胆碱酯酶水平。治疗：支持治疗、阿托品
除虫菊酯		过敏反应、震颤、大剂量下共济失调	无诊断性测试。治疗：如果需要，可用抗组胺药或激素治疗过敏反应
拟除虫菊酯	类型Ⅰ	震颤、共济失调、激惹	无诊断性测试。治疗：脱离毒物环境，支持治疗，对症处理
	类型Ⅱ	舞蹈手足徐动症、流涎、惊厥，皮肤接触有可能引起极度不适、暂时性感觉异常	无诊断性测试。治疗：脱离毒物环境，支持治疗，皮肤不适最好用维生素E油剂
有机氯农药		γ-氨基丁酸（GABA）阻断；协调性下降、震颤、感觉紊乱	诊断：可以在血液中检测到。治疗：去除毒物，支持治疗；用考来烯胺通过吸附作用减少可能通过胃肠道进入循环的毒物
苯氧基氯化合物		酸中毒、神经系统症状、肌肉症状（如肌痛、肌强直）、恶心和呕吐、头痛、发热	诊断：可以在尿液中检测到。治疗：去除毒物，用碱性溶液利尿
二吡啶基除草剂		氧自由基形成；肺水肿，急性管状坏疽，肝细胞毒性	诊断：尿液连二亚硫酸盐检测（比色法）。治疗：去除毒物，禁止吸氧，大剂量补充液体，血液灌流
抗凝血类杀鼠剂		出血	诊断：血浆凝血酶原时间延长。治疗：补充维生素K

除了上述毒性相对比较大的农药，DEET作为驱蚊药的主要成分，偶尔也会导致一些不良反应出现，主要包括皮肤及眼睛的不适，但在1961年美国也曾经报道一例与使用DEET有关的脑炎患者。自此，陆续有一些关于DEET不良反应的报道，包括皮疹、发热、惊厥，甚至死亡（主要在儿童中）。分析这些病例发现，出现不良反应大多与过量使用DEET或者误用有关。

三、预防农药污染的措施

（一）预防受到农药污染的注意事项

用于室内喷洒的农药或杀虫剂，只有1%是作用于目标害虫的，剩下的大部分都会污染到室内家具的表面或者空气。室外喷洒的则会落到其他一些动物、植物、室外家具和游乐场所等地方，也会进一步污染到地下水、江河以及水井。另外，因为室内外东西的搬动或者人员来回走动，也会使室内的地板、地毯等受到污染。一些在生物界存留时间比较长的农药化合物，在生物链中传递并因为生物放大作用使得在生物链顶端的动物或者人类体内的农药含量万倍于位于食物链底端的动物。因此，避免或者减少农药暴露是保护儿童的重要措施，父母从事农药播撒职业或者家中经常使用各种杀虫剂的儿童，是尤其需要得到充分保护的。预防受到农药污染的注意事项包括以下几个方面。

（1）在农药播撒区域应该设立标记，只有穿戴防护服的工作人员才能进入；其他人在农药颗粒落地前，或者在被播撒的植物尚未干以前，都不应该进入农药播撒区域。

（2）不要饮用田间灌溉系统或沟渠的水，或者用这些水进行食物烧煮、洗衣服，不在与农田紧邻的水域游泳或者钓鱼。

（3）不要在喷洒过农药的田地内吃饭或喝水。

（4）不要将农药放置在没有任何标记的容器内，尤其是放入食品或者饮料罐内。

（5）不要把盛装农药的容器带回家，这些容器都不安全。

（6）不要焚烧盛装农药的包装袋，因为这样会释放有毒气体。

（7）播撒农药时穿的衣服应该与其他衣服分开洗涤，在下次穿以前需要用热水和洗涤剂洗干净。

（8）如果用洗衣机洗播撒农药时穿的衣物，在把其放入洗衣机后应立即清洗；若手工洗，应戴手套洗涤。

（9）从事与农药播撒相关的工作后，回家与儿童接触或玩耍前一定要换衣服并用肥皂洗手。

（10）在有儿童活动的地方，不应该播撒农药。如果实在无法避免儿童在场，儿童一定要穿好防护服，避免皮肤暴露在外面。

（11）在家庭周围喷洒农药或杀虫剂时，要保护好儿童，同时把儿童玩具等物品放到安全的地方。

（12）儿童以及青少年都不应该直接参与和播撒农药有关的工作。

（二）驱虫剂的使用注意事项

针对日常生活中应用比较多的驱虫剂，尤其是驱蚊剂（如DEET）等，需要有一定的规范，以降低儿童对该类产品的暴露。儿童使用的含有DEET的产品，其浓度不可以超过30%。常用的产品浓度范围在10%~30%。浓度的高低与驱蚊效果无直接关系，而主要与作用持续时间有关。例如，10%DEET浓度的驱蚊剂，作用持续时间在2小时左右，而24%浓度的持续时间则在5小时左右。DEET浓度在30%以下时，其安全性与浓度并不直接相关，也就是10%的浓度与30%浓度的安全性类似。只是在选择产品时需要考虑儿童需要避蚊的时间，也就是说，如果只有2小时在户外，就可以选择10%浓度的，如果时间比较长，则可以选择浓度稍高一些的。但通常情况下，含有DEET的驱蚊剂使用每日不应该超过一次。2个月以下的婴儿不应该使用该类产品。不要使用同时有防晒和驱蚊作用的产品，因为防晒霜通常需要一日内反复使用，但是驱蚊剂每日只使用一次。另外，儿童使用DEET类驱蚊剂需要注意的事项如下：

（1）在使用含有DEET类的驱蚊剂前先仔细阅读使用说明，儿童不应该自己使用；

（2）将驱蚊剂喷洒在暴露的皮肤上，而不要使用后再穿上衣服；

（3）不要在小年龄儿童的手上涂驱蚊剂，也不要在眼及口周围使用；

（4）不要在伤口或皮肤有破损的区域应用；

（5）在室外时可在皮肤上喷洒驱蚊剂以驱赶蚊虫，到室内时应及时用肥皂清洗涂抹或喷洒过驱蚊剂的皮肤；

（6）不要在密闭的环境中使用驱蚊剂，不要在邻近食物的地方使用驱蚊剂；

（7）如果在皮肤上使用后怀疑有过敏反应，应立即用肥皂清洗皮肤。

综上所述，农药不仅是在农业以及园艺工作中常用，生活中的很多杀虫剂、灭鼠剂以及驱蚊剂也都与之有关。因为农药在人体内有蓄积作用，且很难被代谢，所以如何保护好儿童免受农药的侵害是非常重要的工作。在日常生活中，规范农药使用方法，健全防范农药暴露措施，是家长、老师以及所有与儿童相关的人员都需要了解和掌握的。

第五节　环境激素类物质污染对儿童健康的影响

环境激素类物质，简称"环境激素"，是指具有类似体内激素活性作用的外界合成或者自然存在的化学物质。最早环境激素是指类雌激素物质，目前其范围已经扩展到与甲状腺素、胰岛素、雄性激素，以及与青春发育相关激素等作用相类似的各种不同环境激素。

最早观察到的环境激素是农药双对氯苯基三氯乙烷（DDT），当时观察到一些身体内DDT含量较高的远洋鸟类孵化能力明显下降。除了DDT以外，其他农药包括甲氧氯杀虫剂、十氯酮及多氯联苯（PCB）等，都被实验室证实有类雌激素作用。有关环境激素对人类影响的研究尚未取得结论性的结果，但是在一些野生动物身上已经明确观察到环境激素的影响，包括上述的DDT对鸟类孵化能力的影响，以及在美国佛罗里达州的野生雄性鳄鱼在暴露于农药三氯杀螨醇后出现雌性化的表现等等。

除了合成的化合物以外，自然界一些植物也存在类雌激素物质，当这类植物被动物吞食到一定量后就会在动物体内发挥雌激素样作用。一些生态学家推测这种现象的存在可能是，这些植物类雌激素通过干扰动物的生殖能力来进行自我保护。

一、环境激素的毒性作用

近年来多种男性生殖系统的异常，包括隐睾、尿道下裂、低精子质量、睾丸癌、生育能力下降等被归为睾丸发育不全综合征，这一综合征的发生可能与环境激素在一些易感人群的胚胎期干扰了胚胎生殖发育的过程有关。这一理论在不少动物实验中得到了证实，但是有关人类直接的流行病学研究数据不多。

（一）生殖系统影响

动物研究显示，孕前环境激素暴露可以导致胚胎期开始出现雄性或雌性生殖系统发育异常，这主要与一些受精卵毒性物质以及留体激素受体调节物质发挥作用有关。胚胎发育过程中的动物受到受精卵毒性物质侵害会导致该动物今后生殖能力下降，但是不会引起外生殖器畸形等。相反，在孕前期暴露于留体激素受体调节物质，如类抗雄性激素物质就会导致各种男性生殖系统畸形，如尿道下裂、隐睾等。但是有关环境激素对这些疾病发生影响的流行病学研究还是非常缺乏。

人类睾丸最终的下降需要出生前有一个睾酮水平的高峰，提示抗雄激素可能会导致隐睾。目前只有少量有关环境暴露对隐睾影响的研究，这些研究发现隐睾与孕期母亲农药暴露、孕早期血液中游离雌二醇水平下降和睾酮水平升高、孕期吸烟，以及孕期使用外源性雌激素等有关。在德国进行的一项小规模的病例对照研究发现，隐睾与人体脂肪组织中的农药环氧七氯、六氯苯有关。

陆续有研究发现尿道下裂、低出生体重与居住在垃圾填埋场附近以及孕期己烯雌酚（合成雌激素，简称DES）暴露等有关。另外有一项研究首次证实了DES对子代的影响，研究发现在孕期服用DES的母亲所生的男婴中，发生尿道下裂的危险性相对高于对照组，其相对危险度达到21。而孕期服用DES的母亲产下的女婴中患阴道腺病、宫颈外翻、双阴道和子宫发育不良的风险也明显增加。此外，这些结果也在对啮齿动物和猴子的研究中得到证实。

有关环境激素与男性女性化的研究大多来自实验研究报道，该领域的人类研究非常少。曾经有研究发现母亲血清中有机氯农药二氯二苯二氯乙烯（DDE）水平与男性婴儿副乳腺的存在有关。动物实验中已经证实在雄性大鼠中，孕期农药暴露可以导致雌性化特征（如肛门与生殖器距离缩短等）、生殖系统畸形（隐睾、尿道下裂等）以及性功能障碍。研究中发现暴露的时间也非常重要，雌性大鼠在孕14~19日时最容易受到影响。

（二）内分泌系统影响

在过去几十年中，许多国家和地区都出现了女童月经初潮的平均年龄有所提前的趋势。这种趋势可能是由于营养情况的改善和其他因素的影响，而环境激素对这一趋势影响的作用尚未明确。美国的研究发现，出生前母亲有DDE暴露的男童在14岁时身高、体重明显高（重）于对照组，但是对青春发育的各阶段出现早晚没有影响。白种人女童在出生前母亲有PCB暴露者，在14岁时体重要比同年龄、同身高的对照组女童重5.4kg。无论是DDE还是PCB，如果暴露是在受试者出生后，则都未表现出对其青春发育有明显影响。

在波多黎各进行的研究发现，女童初潮前乳房的发育与血清邻苯二甲酸酯的水平及其代谢物水平有关，但还需要进一步研究证实。同样是母乳喂养的女婴，母亲血清中多溴联苯（PBB）水平高的女婴，青春发育期的初潮时间明显较母亲血清多溴联苯水平低的早。在孕期服用已烯雌酚的母亲所生的女童出现月经不调、不孕症、宫外孕、习惯性流产和早产的风险增加。流行病学研究检测了体内环境污染物含量与精液质量的关系后发现，血清或精液样本中PCB和DDE的水平与精子质量之间存在明显的负相关。目前，对环境激素类物质对儿童内分泌系统的影响进行了一系列的研究，如表6-4所示。

表6-4　环境激素类物质对儿童内分泌系统的影响

化合物	对儿童的影响	年龄、作用途径
多氧联苯（PCB）	①导致青春发育期女童体重增加，但未发现对青春发育本身有影响 ②改变甲状腺功能 ③月经提前	出生前
双对氯苯基三氯乙烷（DDT）	①导致青春发育期男童体重增加，但未发现对青春发育本身有影响 ②泌乳时间缩短	出生前；母亲摄入食物中含有该物质
多氯二苯并呋喃（PCDF）	①青春期阴茎体积变小 ②青春发育期女童身高降低 ③精子活动性下降	母亲孕期食用被污染的食用油

化合物	对儿童的影响	年龄、作用途径
二噁英	男童的出生率下降	在妊娠前父亲受到工业污染暴露的影响
大豆异黄酮	①改变婴儿胆固醇代谢水平 ②少部分会在20～34岁出现月经不调	通过受污染的婴儿奶粉影响到个体
邻苯二甲酸酯	乳房早发育	随体内该化学物质水平增高会出现症状

同样大量的动物实验以及少量的人类研究提示，多氯联苯（PCB）和其他二噁英类化合物可以抑制甲状腺功能，同时这类化合物在母乳、母亲血或者脐带血中水平比较高，与新生儿血浆中甲状腺素水平的降低和促甲状腺素水平升高有关。有2项研究发现，母亲在孕期有PCB暴露或者食用被PCB污染的鱼后，新生儿出生后会出现肌张力低下，这也与甲状腺功能受到影响有关。另外，因为未经治疗的先天性甲状腺功能减退会导致严重的认知发育缺陷，同时母亲孕期患严重的甲状腺功能减退也与儿童8岁时出现的认知发育下降有关，因此，甲状腺素水平的轻度或中度下降可能会使发育中儿童的神经行为功能受到影响。

在体外一些溴化阻燃剂对转甲状腺蛋白有很高的亲和力。在职业环境中，2，3，7，8-四氯二苯并二噁英（TCDD）的暴露和成人糖尿病有关，但是没有关于儿童的报道。

（三）致癌性

己烯雌酚暴露可能增加女性子宫颈阴道癌、男性睾丸癌的危险性。睾丸癌是发达国家男性青年中最常见的癌症，它的发病率在很多国家呈现明显上升趋势。例如，1959—1968年间加拿大出生的青年患睾丸癌的人数较1904—1913年多了2倍。睾丸癌发生的危险因素包括持续的隐睾、低体重、孕前期外源性雌激素暴露，而青春发育延迟则是睾丸癌发生的保护性因素。隐睾的早期矫正并不能降低睾丸癌的发生率，单侧隐睾也可增加对侧患睾丸癌的概率，提示这些现象与隐睾和睾丸癌之间可能有共同原因，而不是隐睾导致了睾丸癌。动物实验证据显示，环境激素的暴露可能是隐睾和睾丸癌的共同诱因。

近年来，甲状腺癌尤其是乳头状甲状腺癌的发生率不断增加。少数一些国家的研究显示，口服避孕药、服用过增加生殖能力的药物以及抑制乳汁分泌的药物可能与甲状腺癌的发生有一定的关系，但是绝经后激素替代治疗或者食用鱼与甲状腺癌的关系没有被证实。

（四）免疫系统影响

TCDD和其他一些有机磷化合物在动物实验中表现出有免疫毒性，但是对人类免疫系统的潜在影响尚不清楚。

事实上，上述研究结果大多还是通过动物实验或者少数人类观察得到的，关于孕期环境激素暴露与之后癌症发生的因果关系尚未得到流行病学肯定的证实。

二、环境激素的暴露途径

环境激素暴露的途径主要是通过摄入相关的或者被污染的食物或水进入体内，同时环境激素还可以通过胎盘影响发育中的胎儿。

（一）食物途径

食物是接触环境激素最主要的潜在来源，包括植物雌激素、邻苯二甲酸盐、二噁英、多氯联苯、某些农药和有机锡化物。曾经用于牛羊促生长剂的合成雌激素——玉米赤霉醇，也具有类似雌激素的效力，在体外可以诱导人类乳腺癌细胞株表达雌激素依赖的基因。目前国内外已经禁止在牛羊中使用玉米赤霉醇。

1.植物雌激素

植物雌激素是一类具有类似动物雌激素生物活性的植物成分，主要分布在植物及其种子中。植物雌激素中最常见的是异黄酮类。研究表明，亚洲食用豆制品较多的人群尿液中异黄酮的排出量要高于西方食用豆制品较少的人群。同时，血液和尿液中异黄酮的水平随膳食中大豆类制品的比例增加而增加。众所周知，在蛋白类产品中，大豆蛋白是相当便宜的，而且我们日常食物中很多食物都含有豆类产品，在对成人的研究中发现膳食中含有较多植物雌激素的人群中某些癌症发生的危险性下降。但是目前在妊娠期和儿童早期植物雌激素的暴露是否有不良影响尚不清楚。

2.邻苯二甲酸酯

全球工业生产中每年大约有500万吨以上的邻苯二甲酸盐生成。邻苯二甲酸二（2-乙基己基）酯（DEHP）是聚氯乙烯等塑料制品的增塑剂，被广泛用于以聚氯乙烯作为包装材料的食品包装袋中，包装产品中含有的邻苯二甲酸可以传递到食物中，尤其在这种食品袋包装的食品加热时或者食品中脂肪含量比较高时会增加邻苯二甲酸进入食物的量。另外，邻苯二甲酸盐在肥皂、乳液、香水、驱蚊剂和其他一些皮肤接触产品中被广泛应用，但是其中的用量很少。在没有特殊暴露的情况下，成人平均每日的邻苯二甲酸摄入量并不会特别高。但是，婴幼儿因为经常会将一些塑料玩具或其他塑料物品放入口中，所以比较容易暴露于相对较高水平的DEHP。目前越来越多国家出台相关法律和法规，禁止将DEHP添加到与玩具有关的塑料中。

3.农药

如前所述，很多农药都具有类激素的活性，而在日常生活中农药除了应用于杀虫以外，还会在水果或蔬菜成熟后使用，为的是延长其保存期，保持它们在储存、运输和买卖过程中的质量。而水果和蔬菜是孕妇和儿童食用比较多的食物。近年来，随着农药使用的严格控制以及合理规范化使用农药技术的推广，农药污染的问题得到了一定程度的控制，许多国家在近5年中农药的使用量下降了一半。

4.其他来源

双酚A（BPA）是一种环境激素，通常使用于聚碳酸酯（PC）塑料、环氧树脂，也可用作聚氯乙烯（PVC）的聚合抑制剂。而聚碳酸酯塑料是日常生活中非常常用的塑料，例如，用于婴儿奶瓶、食物或饮料容器和其他家庭用品。目前关于双酚A对儿童影响的研究尚存在较大争议。有实验研究表明，盛有母乳或配方牛奶的奶瓶在100℃下加热20~30分钟时，双酚A才会从聚碳酸酯塑料中过滤出来溶入瓶中的母乳或牛奶，而将奶瓶加热至室内温度目前尚未发现对儿童健康造成显著影响。尽管如此，已经有婴儿用品公司在生产的婴儿产品中停止使用双酚A。

在1940—1970年，美国和很多欧洲国家将己烯雌酚作为妊娠期用药，因为他们错误地认为己烯雌酚可以防止流产。同时己烯雌酚也用在一些不愿意母乳喂养的妇女作为停止泌乳以及避孕的药物。己烯雌酚还曾经作为促进牲畜生长的药物。而已烯雌酚这种合成的雌激素已经被认为有致畸和致癌的作用。

（二）水的途径

壬基酚聚氧乙烯醚是表面活性剂——烷基酚聚氧乙烯醚类化合物中的一种，每年全球的产量在300吨左右。在过去40年中，这一类化学物质在家庭和工业中被广泛用于清洁剂、去污剂、乳化剂和脱脂剂等。在污水处理中通过生物降解，这些化合物会释放出具有雌激素活性的烷基酚，特别是壬基酚和辛基酚。

在城市污水处理厂的污水中有比较高水平的壬基酚聚氧乙烯醚及其降解产物，通常会超过1mg/L的水平。在一些农田以及地下水中会存在高浓度的壬基酚，而且这些化合物会持续存在。尽管有研究在人体尿液中检测到壬基酚，但是目前还没有基于这方面的流行病学暴露调查。其他还可能在水中出现的环境激素包括自然界存在的雌二醇、雌激素酮以及其他合成激素类物质。

（三）胎儿期通过胎盘暴露

多项研究表明，出生前环境激素暴露与子代生殖系统的发育关系密切。通过胎盘引起胎儿环境激素暴露是胎儿期环境激素暴露的重要途径。

三、生物监测及预防

（一）生物监测

在美国曾经监测到在人群尿液中比较高的邻苯二甲酸酯及其代谢产物，而在育龄妇女中其水平更是高于其他人群。目前在一些国家也开始进行人群中环境激素水平的监测，这项监测工作在育龄妇女以及儿童中显得尤为重要。

（二）疾病监测

尽管目前有研究提示隐睾以及尿道下裂的发生可能与父亲精子质量下降有关，而精子质量的下降可能与环境激素有一定的关系，但是有关这一理论的研究数量并不多，同时结论也不是非常一致。因此，需要对这些疾病的发生进行监测，以进一步明确环境激素对这些疾病发生的影响。

（三）预防

随着近年来有关环境激素对健康影响的问题得到越来越多的关注，在预防工作中，非常有必要建立一套适宜的孕妇和儿童最常见暴露的环境激素的毒性监测方法。同时，还需要根据环境激素监测结果，有针对性地采取措施保护育龄妇女、孕妇以及儿童，避免或者减少环境激素的暴露。

综上所述，有关高水平环境激素暴露对胎儿发育以及生殖系统造成不良影响的结果在动物实验中已得到了证实，尽管在人类研究中仍然缺乏足够且有效的证据，但是人类研究中证据不足不应该作为没有风险的证据。相反，今后应该进行设计严谨的大规模流行病学研究，通过对环境激素暴露水平的良好监测、相关健康结果的科学评价等，来评估多种环境激素低水平的暴露对儿童健康的影响。

参考文献

[1] 石一夏. 实用老年妇科学[M]. 北京：人民卫生出版社，2017.

[2] 韩璐，曲学玲. 女性盆底疾病[M]. 沈阳：辽宁科学技术出版社，2020.

[3] 田秦杰，葛秦生. 实用女性生殖内分泌学[M]. 北京：人民卫生出版社，2018.

[4] 朱启星，杨永坚. 预防保健学[M]. 合肥：安徽大学出版社，2016.

[5] 王惠. 临床妇产与儿科疾病诊治[M]. 西安：西安交通大学出版社，2016.

[6] 朱晓芬. 妇产科疾病临床诊断与治疗[M]. 上海：上海交通大学出版社，2018.

[7] 郑惠. 妇幼保健学[M]. 北京：科学出版社，2015.

[8] 欧萍，刘光华. 婴幼儿保健[M]. 上海：上海科技教育出版社，2017.

[9] 陈荣华，赵正言，刘湘云. 儿童保健学[M]. 南京：江苏科学技术出版社，2017.

[10] 郭丽娜. 妇产疾病诊断病理学[M]. 北京：人民卫生出版社，2014.

[11] 曾赛田. 临床妇产科学[M]. 天津：天津科学技术出版社，2019.

[12] 韩敏. 现代妇科与产科诊疗进展[M]. 上海交通大学出版社，2019.

[13] 曹燕花. 现代妇科肿瘤诊断与防治[M]. 长春：吉林科学技术出版社，2019.

[14] 干晓琴. 新编妇科肿瘤诊疗精粹[M]. 昆明：云南科技出版社，2019.

[15] 徐丛剑，康玉. 实用妇科肿瘤遗传学[M]. 北京：人民卫生出版社，2019.

[16] 张玲娟，张静. 妇产科护理查房[M]. 上海：上海科学技术出版社，2016.

[17] 张靖霄，张志敏. 妇产科疾病观察与护理技能[M]. 北京：中国医药科技出版社，2019.

[18] 桑未心，杨娟. 妇产科护理[M]. 武汉：华中科技大学出版社，2016.